《三级中医医院评审标准（2017年版）》解读
——药事管理部分

主　编　曹俊岭　孙洪胜　唐洪梅

编　委：（以姓氏笔画为序）

王世伟（山西省中医院）

王丽霞（中国中医科学院广安门医院）

华国栋（北京中医药大学东方医院）

闫国强（河北省沧州中西医结合医院）

许丽雯（上海中医药大学附属龙华医院）

孙洪胜（山东中医药大学附属医院）

李国辉（中国医学科学院肿瘤医院）

李学林（河南中医药大学第一附属医院）

杨新建（天津市中医药研究院附属医院）

沈夕坤（苏州市中医医院）

林　华（广东省中医院）

欧阳荣（湖南中医药大学第一附属医院）

赵　旭（河南省中医院）

姚　毅（江苏省中医院）

聂继红（新疆维吾尔自治区中医院）

夏　杰（云南省中医医院）

高　山（黑龙江省中医医院）

唐洪梅（广州中医药大学第一附属医院）

梅全喜（广州中医药大学附属中山中医院）

曹俊岭（北京中医药大学东直门医院）

郭桂明（北京市中医医院）

秘　书：薛春苗（北京中医药大学东直门医院）

U0294972

人民卫生出版社

图书在版编目（CIP）数据

《三级中医医院评审标准（2017年版）》解读.药事管理部分/
曹俊岭,孙洪胜,唐洪梅主编.—北京:人民卫生出版社,2018
　ISBN 978-7-117-26179-1

Ⅰ.①三…　Ⅱ.①曹…②孙…③唐…　Ⅲ.①中医医院-
评定-评价标准-中国 ②中医医院-药事管理-评定-评价标准-
中国　Ⅳ.①R197.4-65

中国版本图书馆 CIP 数据核字（2018）第 040419 号

人卫智网　www.ipmph.com	医学教育、学术、考试、健康, 购书智慧智能综合服务平台	
人卫官网　www.pmph.com	人卫官方资讯发布平台	

《三级中医医院评审标准（2017年版）》解读
——药事管理部分

主　　编:曹俊岭　孙洪胜　唐洪梅
出版发行:人民卫生出版社（中继线 010-59780011）
地　　址:北京市朝阳区潘家园南里 19 号
邮　　编:100021
E - mail:pmph @ pmph.com
购书热线:010-59787592　010-59787584　010-65264830
印　　刷:河北新华第一印刷有限责任公司
经　　销:新华书店
开　　本:710×1000　1/16　印张:12
字　　数:209 千字
版　　次:2018 年 3 月第 1 版　2019 年 8 月第 1 版第 3 次印刷
标准书号:ISBN 978-7-117-26179-1/R·26180
定　　价:36.00 元

打击盗版举报电话:010-59787491　E-mail:WQ @ pmph.com
（凡属印装质量问题请与本社市场营销中心联系退换）

前　言

根据《中医医院评审暂行办法》规定,中医医院(含中西医结合医院、民族医医院,下同)评审周期为四年,2017年启动新一轮评审。国家中医药管理局对2012年版各级各类中医医院评审标准等文件组织进行了修订。三级中医医院评审标准、评审分等标准和评审核心指标、评审标准实施细则已经公布。

《三级中医医院评审标准(2017年版)》(中)药事管理部分有所变化,中药药事管理部分删除了"按要求积极使用小包装中药饮片"部分,增加了中药饮片处方管理、处方点评等相关要求;缩短等候取药时间;积极挖掘整理特色中药疗法。将原来分散的中药饮片管理要求进行合并。在药事管理部分增加了抗菌药物管理的具体指标。增加"有中药饮片处方点评工作制度,开展中药饮片处方点评工作,工作记录完整"核心指标。另外,评审细则增加了对实施过程、改进效果的评价内容。

为了更好地迎接评审工作,中华中医药学会医院药学分会组织专家编写了"《三级中医医院评审标准(2017年版)》解读——药事管理部分"一书。编写本书的主要目的有以下几个方面:一是通过解读,统一专家的检查方法、检查内容、评价尺度;二是增强医疗机构迎接检查的目的性和针对性;三是通过迎接评审进一步规范医疗机构药事管理。

本书共分三章。第一章为中药药事管理部分,第二章为药事管理部分,第三章为有关药事管理的其他评审内容;附录为常用的检查中必备的相关表格以及中药临床指导原则等内容。

本书对每一条评审细则中的内容从五个方面进行了解读,一是与2012年版比较的变化,对照两个版本分析异同,把握医院等级评审的引导方向,有利于做好(中)药事管理工作;二是检查项的依据,医院等级评审细则的内容来源于相关法律法规、部门规章、规范和指南等,为了更好地理解、把握细则内涵,引用了相关法律法规、部门规章、规范和指南等的原文;三是检查要点,站在专家的视角,应如何理解把握评审细则的检查方法、检查内容、评价尺度,统一检查标准,减少专家主观因素,使评审结果更加客观、真实、均一;四是迎接检查的难点,站在迎接检查者的角度,对照评审细则存在的难点问题,有一些是普遍存在的共性问题,有一些是由于医疗机构受到规模、硬件条件所限造成的个性问题,帮助接受检查者认识到存在的问题;五是常出现的问题,是2012年版专家评审过程中发现的共性问题。

由于中药处方点评工作的开展尚无很明确的依据和规范,中华中医药学会医院药学分会同时组织专家讨论并形成了专家共识《中药临床应用指导原则》,可以作为中药临床使用及处方点评的重要依据,在本书中一并收录。同时把近年来下发的与药事管理相关的文件名录作为附录供参考。

参加本书编写的专家均是多年来长期在一线从事药事管理和专业技术工作的药师,有着丰富的检查与迎接检查的经验,本书是三级中医医院等级评审的必备书籍,也是三级专科和二级中医医疗机构等级评审的必备书籍,同时也是医疗机构中药药事管理方面的重要参考书。

最后,感谢中华中医药学会医院药学分会的副主任委员及部分常务委员对本书编写的大力支持与积极参与,尤其是山东中医药大学附属医院孙洪胜主任中药师、广州中医药大学第一附属医院唐洪梅主任中药师、河南中医药大学第一附属医院李学林主任中药师所带领的团队。另外,来自全国各省的其他专家对本书的修改与最终定稿也做了大量的工作,在此一并表示感谢。

由于编写时间较为仓促,不当之处望读者批评指正。

曹俊岭

2018 年 1 月

目　录

第一章

中药药事管理

第一节 医院药事管理组织定期对临床使用中药进行监督、评价和指导，合理遴选医疗机构内使用的中药

评价指标	评价方法	评分细则	分值
5.1 医院药事管理组织定期对临床使用中药进行监督、评价和指导，合理遴选医疗机构内使用的中药（2分）	查阅评审周期相关资料，实地考查	未对临床使用中药进行监督、评价和指导，不得分；每年少于 2 次，扣 1 分	2

1. 与 2012 年版的比较

评价方法有变化，2012 年版查是阅评审前 3 年相关资料。2017 年版是查阅评审周期内的相关资料，并增加了实地考查的检查方法。

2. 本项检查依据

《医疗机构药事管理规定》(卫医政发〔2011〕11 号)。

第九条 药事管理与药物治疗学委员会(组)的职责：

（三）推动药物治疗相关临床诊疗指南和药物临床应用指导原则的制定与实施，监测、评估本机构药物使用情况，提出干预和改进措施，指导临床合理用药；

（五）建立药品遴选制度，审核本机构临床科室申请的新购入药品、调整药品品种或者供应企业和申报医院制剂等事宜。

3. 检查要点

（1）明确被检查主体，医院药事管理组织也就是药事管理与药物治疗学委员会(组)。

（2）明确检查内容，检查药事管理与药物治疗学委员会(组)组织架构，人

员组成、工作制度、文件、会议记录。

人员组成要求：药学、医务、护理、医院感染、临床科室等部门负责人和具有高级专业技术职务任职资格的药师、医师人员组成。人数一般为单数,不少于7人。主任委员要求：医疗机构负责人任药事管理与药物治疗学委员会(组)主任委员;副主任委员要求：药学和医务部门负责人任药事管理与药物治疗学委员会(组)副主任委员。药事管理与药物治疗学委员会(组)每届原则上不超过3年,每届对委员进行调整,委员调整量不得少于总人数的1/4。每年定期召开工作会议不少于4次(原则上每季度一次),应当做好会议记录。至少每半年向医院党政领导班子汇报一次。

(3)明确对临床使用的中药监督、评价和指导,合理遴选医疗机构内使用的中药的具体内容。①中药包括中成药、中药饮片、配方颗粒和医疗机构制剂。②监督和评价的基础资料来源于处方点评的相关内容以及HIS系统相关数据,评价内容包括:不合理的用法用量、给药途径、疗程、重复用药等,对临床使用异常增量药品及时分析查找原因,制定预警干预措施并监督实施。③合理遴选和淘汰医疗机构内使用的中药。

(4)明确药事管理与药物治疗学委员会(组)对临床使用的中药监督、评价和指导的频次,每年不少于2次。

(5)明确检查方法,包括查阅评审周期相关资料和实地考查。评审周期应为本医疗机构上次评审结束到本次评审的时间段。实地考查主要考查本项资料内容、记录等的真实性,考查HIS系统、相关科室资料及人员、医院文件等。

(6)根据《医疗机构药品监督管理办法(试行)》的要求,医疗机构应当于每年12月31日前向所在地药品监督管理部门提交药品质量管理年度自查报告。

4. 迎检的难点

(1)药事管理与药物治疗学委员会(组)的原始记录。包括:时间地点、参加人员签到、议程、会议过程、主持人、发言人、记录人、投票的原始记录、会议纪要等。

(2)药事管理与药物治疗学委员会(组)的原始记录与监督、评价和指导以及合理遴选中药内容的一致性。

(3)对临床使用的中药监督、评价和指导的具体内容。其基础资料来源于处方点评的相关内容以及HIS系统相关数据。2017年版评审细则增加了对实施过程、改进效果的评价内容,处方点评内容及 HIS 系统相关数据也应体现出持续改进的效果。

(4)2017 年版增加了实地考查的检查方法,增加了迎检难度,对临床使用的中药监督、评价和指导,合理遴选医疗机构内使用的中药等具体内容的全员知晓率问题,应当引起重视。

5. 常出现的问题

(1)药事管理与药物治疗学委员会(组)的原始记录不规范。包括:记录不完整、时间不一致、签字笔迹不一致、记录与发布的监督、评价和指导的具体内容不一致等。

(2)对临床使用的中药监督、评价和指导未体现出持续改进的效果。

(3)对临床使用的中药监督、评价和指导,合理遴选医疗机构内使用的中药的具体内容等,相关科室被访谈人员不知晓。

第二节　中药房设置达到《医院中药房基本标准》

该节与 2012 年版评价指标一致,评价方法由查阅评审前 3 年相关资料改为查阅评审周期资料,分值由 22 分降为 18 分。"5.2.3 中药饮片调剂室面积与中成药调剂室面积"由 5 分降为 3 分;"5.2.7 相关人员资质"由 5 分降为 3 分。硬件设施和专业技术人员资质通过 2012 年评审,各医疗机构都有明显提高,适当降低分值更加科学合理。

评价指标		评价方法	评分细则	分值
5.2 中药房设置达到《医院中药房基本标准》(18分)	5.2.1 设有中药饮片库房、中药饮片调剂室、中成药库房、中成药调剂室、中药煎药室	查阅相关资料,实地考查	每少 1 个部门(组),扣 0.5 分	3
	5.2.2 中药房应当远离各种污染源,中药饮片调剂室、中成药调剂室、中药煎药室应配备有效的通风、除尘、防积水以及消防等设施		中药房距各种污染源较近,扣 0.5 分;缺少有效的通风、除尘、防积水、消防设施,每少一种扣 0.5 分	2

续表

	评价指标	评价方法	评分细则	分值
5.2 中药房设置达到《医院中药房基本标准》(18分)	5.2.3 中药饮片调剂室面积≥100m²；中成药调剂室面积≥60m²。中成药调剂室、中药饮片调剂室面积应当与医院的规模和业务需求相适应		中药饮片调剂室面积<100m²，扣1分；中成药调剂室面积<60m²，扣1分；中成药、中药饮片调剂室面积与医院的规模和业务需求不相适应，每项扣1分	3
	5.2.4 中药房的设备(器具)应当与医院的规模和业务需求相适应		设备(器具)与医院的规模和业务需求不相适应，酌情扣分	2
	5.2.5 中药房人员配备与医院的规模和业务相适应	查阅评审周期的人事档案及相关证明材料，并实地考查	中药房人员配备与医院的规模和业务不相适应，酌情扣分	1
	5.2.6 中药房主任或副主任中，应当有副主任中药师以上专业技术职务任职资格的人员	查阅评审周期的人事档案及相关证明资料	不符合要求，不得分	2
	5.2.7 中药饮片质量验收负责人应为具有中级以上专业技术职务任职资格和中药饮片鉴别经验的人员或具有丰富中药饮片鉴别经验的老药工。中药饮片调剂复核人员应具有主管中药师以上专业技术职务任职资格(小包装饮片的复核人员应具有中药师以上专业技术职务任职资格)。煎药室负责人应具有中药师以上专业技术职务任职资格，煎药人员应为中药学专业人员或经培训取得相应资格的人员	查阅评审周期的人事档案及相关证明资料	不符合要求，每人扣1分	3

续表

评价指标		评价方法	评分细则	分值
5.2 中药房设置达到《医院中药房基本标准》(18分)	5.2.8 有以中药内容为主的在职教育培训制度和培训计划，并组织实施	查阅审查周期相关资料	无培训制度和培训计划，不得分；有培训计划，未实施，扣1分；未提供原始资料，或计划落实不到位，扣0.5分	2

一、设有中药饮片库房、中药饮片调剂室、中成药库房、中成药调剂室、中药煎药室

1. 与 2012 年版的比较

没有变化。

2. 本项检查依据

《医院中药房基本标准》(国中医药发〔2009〕4 号)。

第二条　部门设置

至少设有中药饮片库房、中药饮片调剂室、中成药库房、中成药调剂室、周转库、中药煎药室，有条件的医院可按照有关标准要求设置中药制剂室。

3. 检查要点

(1)各部门标识要清晰，功能要完备。

(2)中成药调剂室可以与西药调剂室合并，中成药库房可以与西药库房合并，但要分区存放。

(3)中药饮片库房、周转库和中药饮片调剂室的区划。规模较大的医疗机构三者独立设置，规模较小的医疗机构由于工作量小，尤其是房屋面积紧张的医疗机构，三者区划存在问题。原则上只要能实现功能，未必强调单独设立房间。

4. 迎检的难点

规模较小的医疗机构，如何实现对中药饮片库房、周转库和中药饮片调剂室的合理区划，以实现各自的功能，有一定的难度。

5. 常出现的问题

(1)中成药调剂室可以与西药调剂室合并，或中成药库房可以与西药库房合并，但未分区存放。

(2)规模较小的医疗机构对中药饮片库房、周转库和中药饮片调剂室的区划不规范。仅为迎检而设,流程不合理,面积不能满足需要。

二、中药房应当远离各种污染源,中药饮片调剂室、中成药调剂室、中药煎药室应配备有效的通风、除尘、防积水以及消防等设施

1. 与 2012 年版的比较

没有变化。

2. 本项检查依据

(1)《医院中药房基本标准》(国中医药发〔2009〕4 号)。

第四条　房屋

中药房应当远离各种污染源。中药饮片调剂室、中成药调剂室、中药煎药室应当宽敞、明亮,地面、墙面、屋顶应当平整、洁净、无污染、易清洁,应当有有效的通风、除尘、防积水以及消防等设施。

(2)《医院中药饮片管理规范》(国中医药发〔2007〕11 号)。

第五章　保管。

第二十二条　中药饮片仓库应当有与使用量相适应的面积,具备通风、调温、调湿、防潮、防虫、防鼠等条件及设施。

第六章　调剂与临方炮制。

第二十五条　中药饮片调剂室应当有与调剂量相适应的面积,配备通风、调温、调湿、防潮、防虫、防鼠、除尘设施,工作场地、操作台面应当保持清洁卫生。

3. 检查要点

(1)明确中药房的概念,不是中药饮片调剂室,根据《医院中药房基本标准》(国中医药发〔2009〕4 号)部门设置要求,中药房至少设有中药饮片库房、中药饮片调剂室、中成药库房、中成药调剂室、周转库、中药煎药室,有条件的医院可按照有关标准要求设置中药制剂室。

(2)医疗机构污染源主要包括医疗废物、生活垃圾、放射性废物和危害性化学性废物。

(3)防积水设施包括地面应有地漏、药品应放在地架上;制定防积水的制度和应急方案。

(4)通风、除尘以及消防设施包括库房的消防喷淋装置、调剂室的消防器材;库房和调剂室应安装适量的换气扇;散装中药饮片调剂室除尘设施很有必要,除尘设施多种多样,只要能够实现有效的除尘功能即可。

4. 迎检的难点

(1)对医疗机构污染源概念不明确。

（2）对除尘、防积水设施理解不全面。

5. **常出现的问题**

（1）防积水设施不到位。

（2）除尘设施不到位。

三、中药饮片调剂室面积≥100m²；中成药调剂室面积≥60m²。中成药调剂室、中药饮片调剂室面积应当与医院的规模和业务需求相适应

1. **与 2012 年版的比较**

没有变化。

2. **本项检查依据**

《医院中药房基本标准》（国中医药发〔2009〕4 号）。

第四条　房屋。

中药饮片调剂室的面积三级医院不低于 100 平方米，二级医院不低于 80 平方米；中成药调剂室的面积三级医院不低于 60 平方米，二级医院不低于 40 平方米。

中药房的面积应当与医院的规模和业务需求相适应。

3. **检查要点**

（1）中药饮片和中成药调剂室面积要求是三级中医医疗机构的基本要求，理应达到。

（2）中成药调剂室、中药饮片调剂室面积应当与医院的规模和业务需求相适应。对规模较大的三级中医医疗机构要有更高的要求。

（3）如何判断中成药调剂室、中药饮片调剂室面积应当与医院的规模和业务需求相适应。专家要从调剂室内药品、设施、设备摆放；调剂台使用率；患者的等候时间等综合判断。

4. **迎检的难点**

（1）对中成药调剂室、中药饮片调剂室面积应当与医院的规模和业务需求相适应理解不全面。

（2）规模较小的医疗机构如何标识和解释共用房间的合理性。

5. **常出现的问题**

（1）规模较小的医疗机构房屋面积不足。

（2）规模较大的医疗机构中药房相关科室房屋面积与医院的规模和业务需求不相适应。

四、中药房的设备（器具）应当与医院的规模和业务需求相适应

1. **与 2012 年版的比较**

没有变化。

2. 本项检查依据

《医院中药房基本标准》(国中医药发〔2009〕4号)。

第五条　设备(器具)。

中药房的设备(器具)应当与医院的规模和业务需求相适应。

中药储存设备(器具):药架、除湿机、通风设备、冷藏柜或冷库。

中药饮片调剂设备(器具):药斗(架)、调剂台、称量用具(药戥、电子秤等)、粉碎用具(铜缸或小型粉碎机)、冷藏柜、新风除尘设备(可根据实际情况选配)、贵重药品柜、毒麻药品柜。

中成药调剂设备(器具):药架(药品柜)、调剂台、贵重药品柜、冷藏柜。

临方炮制设备(器具)(可根据实际情况选配):小型切片机、小型炒药机、小型煅炉烘干机、消毒锅、标准筛。

3. 检查要点

(1)中药房的概念理解存在偏差(同上)。

(2)分别列出库房、中药饮片调剂室、中成药调剂室的相关设备清单,专家实地核实。

(3)中药房各室组要有室内温湿度记录,冷藏设备要有温度记录,称量用具要有计量校验合格证,且在有效期内。

(4)对中药房的设备(器具)应当与医院的规模和业务需求相适应的正确理解和判断。

4. 迎检的难点

(1)如何证明中药房的设备(器具)应当与医院的规模和业务需求相适应。

(2)室内温湿度、冷藏设备温度记录流于形式。

(3)称量用具计量校验合格证有效性。

5. 常出现的问题

(1)室内温湿度、冷藏设备温度记录不规范。

(2)称量用具不能提供计量校验合格证、合格证失效或部分称量用具有校验合格证。

五、中药房人员配备与医院的规模和业务相适应

1. 与2012年版的比较

没有变化。

2. 本项检查依据

《医院中药房基本标准》(国中医药发〔2009〕4号)。

第三条　人员。

中医医院中药专业技术人员占药学专业技术人员比例至少达到 60%。三级医院具有大专以上学历的中药人员不低于 50%，二级医院不低于 40%。

3. 检查要点

（1）中药房人员配备与医院的规模和业务相适应。从两个方面体现，一是中药专业技术人员占药学专业技术人员比例，至少达到 60%；二是药学人员占医院专业技术人员比例，综合性医院要求不少于 8%，中医医疗机构和中西医结合医疗机构没有具体规定，但应与医院的规模和业务相适应。

（2）判断中药房人员配备与医院的规模和业务是否相适应。要参考平均每人每天调剂中药饮片剂数和患者等候时间。

4. 迎检的难点

（1）合同制非在编专业技术人员学历较低，或者未考取专业技术资格。

（2）配方颗粒调剂专业技术人员属企业派驻。

（3）规模较大的医疗机构由于工作量大，患者候药时间长。

5. 常出现的问题

（1）平均每人每天调剂中药饮片剂数过多。

（2）患者等候中药饮片调配时间过长。

（3）合同制非在编专业技术人员未考取专业技术资格证，从事专业技术岗位工作。

六、中药房主任或副主任中，应当有副主任中药师以上专业技术职务任职资格的人员

1. 与 2012 年版的比较

没有变化。

2. 本项检查依据

（1）《医院中药房基本标准》（国中医药发〔2009〕4 号）。

第三条　人员。

（二）中药房主任或副主任中，三级医院应当有副主任中药师以上专业技术职务任职资格的人员；二级医院应当有主管中药师以上专业技术职务任职资格的人员。

（三）中药饮片调剂组、中成药调剂组、库房采购组负责人至少应具备主管中药师以上专业技术职务任职资格。

（2）《医院中药饮片管理规范》（国中医药发〔2007〕11号）。

第二章　人员。

第八条　直接从事中药饮片技术工作的，应当是中药学专业技术人员。三级医院应当至少配备一名副主任中药师以上专业技术人员，二级医院应当至少配备一名主管中药师以上专业技术人员，一级医院应当至少配备一名中药师或相当于中药师以上专业技术水平的人员。

3. 检查要点

明确中药房主任或副主任的概念，中药房是指中药系统，包括中药饮片库房、中药饮片调剂室、中成药库房、中成药调剂室、周转库、中药煎药室和中药制剂室。中药房主任或副主任应相当于药学部（科）的主任或副主任。

4. 迎检的难点

部分规模较小的中医医疗机构，不重视中药专业技术人员，专业技术人员职称不达标。

5. 常出现的问题

部分规模较小的中医医疗机构，相关岗位专业技术人员职称不达标，采取外聘或低职高聘，但证明材料依据不足。

七、中药饮片质量验收负责人应为具有中级以上专业技术职务任职资格和中药饮片鉴别经验的人员或具有丰富中药饮片鉴别经验的老药工。中药饮片调剂复核人员应具有主管中药师以上专业技术职务任职资格（小包装饮片的复核人员应具有中药师以上专业技术职务任职资格）。煎药室负责人应具有中药师以上专业技术职务任职资格，煎药人员应为中药学专业人员或经培训取得相应资格的人员

1. 与2012年版的比较

没有变化。

2. 本项检查依据

（1）《医院中药房基本标准》（国中医药发〔2009〕4号）。

第三条　人员。

中药饮片质量验收负责人应为具有中级以上专业技术职务任职资格和中药饮片鉴别经验的人员或具有丰富中药饮片鉴别经验的老药工。中药饮片调剂复核人员应具有主管中药师以上专业技术职务任职资格。煎药室负责人应为具有中药师以上专业技术职务任职资格的人员，煎药人员须为中药学专业人员或经培训取得相应资格的人员。有条件的医院应有临床药学人员。

（2）《医院中药饮片管理规范》（国中医药发〔2007〕11号）。

第二章　人员。

第八条　直接从事中药饮片技术工作的,应当是中药学专业技术人员。三级医院应当至少配备一名副主任中药师以上专业技术人员,二级医院应当至少配备一名主管中药师以上专业技术人员,一级医院应当至少配备一名中药师或相当于中药师以上专业技术水平的人员。

第九条　负责中药饮片验收的,在二级以上医院应当是具有中级以上专业技术职称和饮片鉴别经验的人员;在一级医院应当是具有初级以上专业技术职称和饮片鉴别经验的人员。

第十条　负责中药饮片临方炮制工作的,应当是具有三年以上炮制经验的中药学专业技术人员。

3. 检查要点

（1）中药饮片质量验收负责人、中药饮片调剂复核人员、煎药室负责人、煎药人员的专业技术人员资质齐全,建档规范,与医疗机构人事部门档案要一致。

（2）如何界定"丰富的中药饮片鉴别经验的老药工"有一定难度。"老药工"称谓流行于20世纪80年代,1985年,国家医药管理局出台了"老药工"政策,符合条件的发放了"老药工"荣誉证书。但是现在真正的"老药工"少之又少。检查专家可以通过考核和交流来判断是否具有丰富的中药饮片鉴别经验。

4. 迎检的难点

（1）部分中医医疗机构中药饮片质量验收负责人和中药饮片调剂复核人员未达到中级专业技术任职资格。

（2）煎药人员须为中药学专业人员或经培训取得相应资格的人员。非专业技术人员文化程度不高,培训不到位。

5. 常出现的问题

（1）部分中医医疗机构中药饮片质量验收负责人和中药饮片调剂复核人员未达到中级专业技术任职资格,外聘或低职高聘,材料不规范。

（2）煎药岗位的非专业技术人员培训流于形式。

八、有以中药内容为主的在职教育培训制度和培训计划,并组织实施

1. 与2012年版的比较

没有变化。

2. 本项检查依据

《中医药继续教育规定》《中医药继续教育登记办法》(国中医药发〔2006〕63号)的有关规定。

3. 检查要点

(1)制定以中药内容为主的在职教育培训制度。

(2)制定以中药内容为主的在职教育年度培训计划。

(3)根据年度培训计划的实施相关记录。记录包括:讲者的讲课材料、参加培训人员的签到表以及培训测试题答卷等。

4. 迎检的难点

各种记录的规范性、真实性。

5. 常出现的问题

(1)没有按照在职教育年度培训计划落实。

(2)各种记录的规范性、真实性存在问题。参加培训人员的签到表笔迹前后不一致,参加培训人员的签到表与培训测试题答卷笔迹不一致。

第三节　医院中药饮片管理规范,采购、验收、储存、养护、调剂、煎煮符合要求

本节与2012年版比较有以下变化:①将2012年版的"严格执行《医院中药饮片管理规范》"和"严格执行《医疗机构中药煎药室管理规范》"两部分合并,从采购、验收、储存、养护、调剂、煎煮六个点去检查,分值由33分降为32分。②2012年版中"5.3.6具备受患者委托,按医师处方(一人一方)应用中药传统工艺(膏方、散剂等)进行加工等服务的能力"指标与"积极挖掘整理特色中药疗法,并推广使用"合并,单独另设。③增加"5.3.6有缩短等候取药时间的措施,并落实到位"评审指标。

	评价指标	评价方法	评分细则	分值
5.3 医院中药饮片管理规范,采购、验收、储存、养护、调剂、煎煮符合要求(32分)	★ 5.3.1建立中药饮片采购制度,采购程序符合相关规定,供应商资质齐全并对其定期评估	查阅相关资料(如中药饮片采购制度、采购计划、供应商资质档案、评估记录等),实地考查	无中药采购制度或供应商资质不符合要求或有伪药及明令禁止购销的产品,不得分;采购制度不完善,扣1分;每发现1种劣药,扣1分;对供应商评估记录不完整,扣1分	3

续表

评价指标		评价方法	评分细则	分值
5.3 医院中药饮片管理规范,采购、验收、储存、养护、调剂、煎煮符合要求(32分)	5.3.2 中药饮片验收管理制度健全并落实到位,记录完整	查阅中药饮片验收管理资料及评审周期的进货质量验收记录或入库清单	无制度或无记录,不得分;制度不完善,扣1分;记录不完整,扣1分	3
	5.3.3 中药饮片储存管理规范,有保证质量的管理制度和设施条件,做到定期养护	查阅相关资料,并实地考查	中药饮片有变质、霉变、生虫、串药等现象或无储存管理规范、制度,不得分;设施条件不完善,扣1分;养护记录不完整,扣1分	3
	5.3.4 毒性中药饮片、按麻醉药品管理的中药饮片管理符合国家的相关法律法规	查阅相关资料,实地考查,并抽查10张毒性中药饮片、按麻醉药品管理的中药饮片处方	无毒性中药饮片,不得分;未按规定实行双人双锁管理,扣1分;账物不符,扣1分;含毒性中药饮片、按麻醉药品管理的中药饮片处方调剂不符合规定,每张扣0.2分	2
	5.3.5 有中药饮片处方调剂制度和操作规范,严格处方的审核和调剂复核,调剂复核率100%,每剂重量误差应在±5%以内	查阅相关资料,实地考查,并抽查1日中药饮片处方和调剂后的中药饮片处方20剂	无饮片调剂制度和操作规范,不得分;未按规定审核或无复核签字,每张处方扣0.5分(最多扣2分);重量误差不符合要求,每剂扣0.5分(最多扣2分)	5
	5.3.6 有缩短等候取药时间的措施,并落实到位	查阅相关资料,实地考查,并追踪3名患者取药过程	无措施,不得分;措施不到位,每发现一处扣0.5分	2

续表

评价指标		评价方法	评分细则	分值
5.3 医院中药饮片管理规范,采购、验收、储存、养护、调剂、煎煮符合要求(32分)	5.3.7 有与本单位实际情况相适应的煎药室工作制度和相关设备的标准化操作程序,严格煎药全过程质量控制、监测工作	查阅相关资料,并实地考查	无工作制度和相关设备的标准化操作程序或未开展质量控制、监测工作,不得分;质量控制、监测工作不到位,酌情扣分(最少扣1分,最多扣3分)	4
	5.3.8 煎药室布局合理,配备完善的煎药设备设施和辅助用具,流程合理		布局不合理,扣0.5分;流程不合理,扣0.5分;设施设备和辅助用具配备不完善,扣0.5分	2
	5.3.9 煎药室应当定期消毒。煎药设备设施、容器使用前应确保清洁,有清洁规程和每日清洁记录	查阅评审周期相关资料,并实地考查	未定期消毒、无清洁规程或无每日清洁记录,不得分;消毒记录和每日清洁记录不完整,每项扣1分。	3
	5.3.10 煎药室面积与本单位的业务规模(煎药工作量)相适应		煎药室面积与本单位的业务规模(煎药工作量)不相适应,酌情扣分	1
	5.3.11 煎药操作记录完整,操作方法符合要求。待煎药物先行浸泡时间不少于30分钟,每剂药一般煎煮2次,煎煮时间根据方剂的功能主治和药物的功效确定。凡注明有先煎、后下等特殊要求的,按照要求或医嘱操作	查阅评审周期相关资料,实地考查,并抽查10剂中药煎药全过程	无操作记录,不得分;记录不完整,扣1分;煎药操作方法不符合要求,每处扣0.5分	3
	5.3.12 能提供中药饮片急煎服务	实地考查,并抽查非工作时间急煎中药情况	不能提供急煎服务,或急煎不能在2小时内完成,不得分	1

　　一、建立中药饮片采购制度,采购程序符合相关规定,供应商资质齐全并对其定期评估

　　1. 与 2012 年版的比较

　　(1)评审方法增加了实地考查。

　　(2)2012 年版该项评审细则为"无中药采购制度或供应商资质不符合要求或有伪、劣药品及明令禁止购销的产品,不得分;采购制度不完善,扣 1 分;评估记录不完整,扣 1 分"。2017 年版改为"无中药采购制度或供应商资质不符合要求或有伪药及明令禁止购销的产品,不得分;采购制度不完善,扣 1 分;每发现 1 种劣药,扣 1 分;对供应商评估记录不完整,扣 1 分"。把"劣药"从不得分项中改为扣分项。

　　2. 本项检查依据

　　《医院中药饮片管理规范》(国中医药发〔2007〕11 号)。

　　第三章　采购。

　　第十三条　医院应当建立健全中药饮片采购制度。

　　第十七条　医院应当定期对供应单位供应的中药饮片质量进行评估,并根据评估结果及时调整供应单位和供应方案。

　　3. 检查要点

　　(1)建立中药饮片采购制度,采购程序符合相关规定。

　　采购中药饮片,由仓库管理人员依据本单位临床用药情况提出计划,经科主任审核、主管院长审批签字后,依照药品监督管理部门有关规定从合法的供应单位购进中药饮片。

　　医院应当坚持公开、公平、公正的原则,考察、选择合法中药饮片供应单位。严禁擅自降低饮片等级、以次充好,为个人或单位谋取不正当利益。

　　医院采购中药饮片,应当验证生产经营企业的《药品经营许可证》、三证合一的《营业执照》、发票及随货同行单样式、销售人员在效期内的授权委托书、资格证明及身份证留样,所有资质需加盖供应企业鲜章,将复印件存档备查。应有效期内的供应合同、质量保证协议及廉洁购销合同。购进国家实行批准文号管理的中药饮片,还应当验证注册证书并将复印件存档备查。

　　医院与中药饮片供应单位应当签订"质量保证协议书"。

　　以上内容在制度中要充分体现,也是专家判断采购制度完善与否的依据。

　　(2)供应商资质齐全并对其定期评估。

　　供应商资质应当包括:《药品经营许可证》、三证合一的《营业执照》和销售人员的授权委托书、资格证明、身份证,并将复印件存档备查。购进国家实

行批准文号管理的中药饮片,还应当验证注册证书并将复印件存档备查。

对供应商定期评估。评估周期:至少为季度评估。评估内容:送货的及时度、送货量与计划量相符率、退货率、送检情况、抽检情况等。评估结果通知被评估单位,被评估单位盖章,留存建档,评估结果作为调整供应单位和供应方案的依据。

(3)有条件的医疗机构可以对生产中药饮片企业进行评估。评估内容和方法参考"中药饮片生产企业现场资质评估表"。

4. 迎检的难点

(1)对供应商定期评估:对"供应商资质齐全并对其定期评估"的理解存在误区,部分医疗机构错误认为是仅仅对供应商资质进行评估,这里的评估重点是对供应商所配送的中药饮片质量和服务质量的评估。

(2)评估内容:评估内容的选择及分值的分布直接影响评估结果的科学性。配送中药饮片质量是评估的最主要内容,所以退货率、本单位送检及药检所抽检情况所占分值比重应该大,服务质量次之,送货的及时度、送货量与计划量相符率以及供应商规模等所占分值比重应适当减少。

(3)评估结果使用:评估的目的是提高中药饮片的质量和供货单位的服务质量,所以评估结果要及时通知被评估的供货单位,并且要求被评估单位盖章返回医疗机构,评估结果留存建档。评估结果作为调整供应单位和供应方案的重要依据。大部分医疗机构做了评估未通知被评估的供货单位。

5. 常出现的问题

(1)对"供应商资质齐全并对其定期评估"简单理解为对资质进行评估、对供应商注册资本、经营范围、资质的有效期等评估。

(2)评估结果使用不当:没有被评估单位的反馈信息。

二、中药饮片验收管理制度健全并落实到位,记录完整

1. 与 2012 年版的比较

(1)评审方法:由查阅中药饮片验收管理制度改为查阅中药饮片验收管理资料,评审范围更广、检查内容更多。

(2)资料评审的时间范围:由上年度进货质量验收记录或入库清单改为评审周期的进货质量验收记录或入库清单。

2. 本项检查依据

《医院中药饮片管理规范》(国中医药发〔2007〕11 号)。

第四章 验收。

第十八条 医院对所购的中药饮片,应当按照国家药品标准和省、自治区、直辖市药品监督管理部门制定的标准和规范进行验收,验收不合格的不得入库。

第十九条 对购入的中药饮片质量有疑义需要鉴定的,应当委托国家认定的药检部门进行鉴定。

第二十条 有条件的医院,可以设置中药饮片检验室、标本室,并能掌握《中华人民共和国药典》收载的中药饮片常规检验方法。

第二十一条 购进中药饮片时,验收人员应当对品名、产地、生产企业、产品批号、生产日期、合格标识、质量检验报告书、数量、验收结果及验收日期逐一登记并签字。

购进国家实行批准文号管理的中药饮片,还应当检查核对批准文号。

发现假冒、劣质中药饮片,应当及时封存并报告当地药品监督管理部门。

3. 检查要点

(1)验收制度:包括验收组织(验收小组)、验收标准、发现中药饮片存在质量问题处理程序、发现假冒中药饮片处理程序等。

(2)验收记录:包括品名、产地、生产企业、产品批号、生产日期、合格标识、质量检验报告书、数量、验收结果及验收日期,逐一登记并签字。

(3)购进国家实行批准文号管理的中药饮片,还应当检查核对批准文号。

4. 迎检的难点

(1)地方习用中药饮片验收标准问题:《中国药典》中未收载的品种,跨地区使用和跨地区生产的品种。

(2)特殊炮制品的质量标准问题:《中国药典》或省市级制规范中载有药材标准,但未收载其炮制品标准的品种。

5. 常出现的问题

(1)生产企业提供的产品检验报告不规范,有的未按照《中国药典》或省级药材标准或炮制规范全检;有的引用标准不是最新版本;有的引用跨省市地方标准。

(2)验收记录项目不全;入库单作为验收入库记录;验收不合格的药品记录不全或没有记录。

(3)发现假冒中药饮片处理程序不合法。

三、中药饮片储存管理规范,有保证质量的管理制度和设施条件,做到定期养护

1. 与2012年版的比较

本项没有变化。

2. **本项检查依据**

《医院中药饮片管理规范》(国中医药发〔2007〕11 号)

第五章 保管。

第二十二条 中药饮片仓库应当有与使用量相适应的面积,具备通风、调温、调湿、防潮、防虫、防鼠等条件及设施。

第二十三条 中药饮片出入库应当有完整记录。中药饮片出库前,应当严格进行检查核对,不合格的不得出库使用。

第二十四条 应当定期进行中药饮片养护检查并记录检查结果。养护中发现质量问题,应当及时上报本单位领导处理并采取相应措施。

3. **检查要点**

(1)储存管理规范和制度:要体现色标管理、分类储存、先进先出等原则。

(2)储存设施条件:货架距离地面、墙壁、暖气等要有相应的距离;消防设施完备;防虫、防鼠设备,调温调湿装置与性能良好;有条件的可设立常温库、阴凉库和冷藏库(箱)。

(3)养护制度及养护记录:要体现分类养护原则,制定分类养护目录,定期查验,及时调节温湿度。周转库和调剂室也要有相应的养护制度和养护记录,散装中药饮片调剂室要定期查验斗厨,及时"翻倒"斗厨,做到先入先出。

4. **迎检的难点**

(1)养护制度要实事求是符合中药饮片管理实情,操作性强,以预防为主,以调整温湿度确保中药饮片质量。

(2)养护记录要真实客观,重点养护目录要适宜,可根据季节调整养护目录。

5. **常出现的问题**

(1)制度制定的不切合实际,实际操作存在困难。

(2)养护记录中存在变质、霉变、生虫、走油等现象,采取的措施是退货,甚至有的还采取晾晒等养护方法。

(3)未制定统一的养护目录及养护措施。

四、毒性中药饮片、按麻醉药品管理的中药饮片管理符合国家的相关法律法规

1. **与 2012 年版的比较**

2012 年版规定无毒性中药饮片的不查,不影响总分。2017 年版无毒性中药饮片,不得分。可以看出本版细则引导医疗机构要关注毒性中药饮片的使用。

2. 本项检查依据

(1)《医疗用毒性药品管理办法》(国务院令第 23 号)。

第六条　收购、经营、加工、使用毒性药品的单位必须建立健全保管、验收、领发、核对等制度;严防收假、发错,严禁与其他药品混杂,做到划定仓间或仓位,专柜加锁并由专人保管。

毒性中药品种:砒石(红砒、白砒)、砒霜、水银、生马前子、生川乌、生草乌、生白附子、生附子、生半夏、生南星、生巴豆、斑蝥、青娘虫、红娘虫、生甘遂、生狼毒、生藤黄、生千金子、生天仙子、闹阳花、雪上一枝蒿、红升丹、白降丹、蟾酥、洋金花、红粉、轻粉、雄黄。

(2)《医院中药饮片管理规范》(国中医药发〔2007〕11 号)。

第六章　调剂与临方炮制。

第三十二条　调配含有毒性中药饮片的处方,每次处方剂量不得超过二日极量。对处方未注明"生用"的,应给付炮制品。如在审方时对处方有疑问,必须经处方医生重新审定后方可调配。处方保存两年备查。

第三十三条　罂粟壳不得单方发药,必须凭有麻醉药处方权的执业医师签名的淡红色处方方可调配,每张处方不得超过三日用量,连续使用不得超过七天,成人一次的常用量为每天 3~6 克。处方保存三年备查。

3. 检查要点

(1)建立健全保管、验收、领发、核对等制度;毒性中药饮片做到划定仓间或仓位,实行"双人双锁"管理,账物相符;按麻醉药品管理的中药饮片要做到"五专"管理。

(2)毒性中药饮片、按麻醉药品管理的中药饮片,做到账物相符,HIS 系统数量和台账相符,台账与实货相符,实际重量应为账面重量的 95%~105%。

(3)抽查毒性中药饮片、按麻醉药品管理的中药饮片处方,处方用名、用量、处方颜色等应符合规定。

4. 迎检的难点

(1)毒性中药饮片、按麻醉药品管理的中药饮片,做到账物相符有一定困难,散装饮片都有一定的损耗,损耗率原则上不大于±5%。

(2)内服毒性中药饮片处方用量,《医院中药饮片管理规范》(国中医药发〔2007〕11 号)规定处方不得超过二日极量。部分医疗机构存在超过规定剂量的处方。

(3)外用毒性中药饮片处方用量没有明确的规定。《中国药典》用法用量项下规定"外用适量"。

5. **常出现的问题**

（1）毒性中药饮片、按麻醉药品管理的中药饮片做不到账物相符。

（2）内服毒性中药饮片处方用量超过二日极量。

（3）部分医疗机构为了迎检，基本用药目录中没有毒性中药饮片、按麻醉药品管理的中药饮片。

（4）毒性中药饮片、按麻醉药品管理的中药饮片的入库验收记录、专用账册记录、使用记录不规范。

五、有中药饮片处方调剂制度和操作规范，严格处方的审核和调剂复核，调剂复核率100%，每剂重量误差应在±5%以内

1. **与2012年版的比较**

两个版本没有变化。

2. **本项检查依据**

《医院中药饮片管理规范》（国中医药发〔2007〕11号）。

第六章 调剂与临方炮制。

第二十九条 中药饮片调剂人员在调配处方时，应当按照《处方管理办法》和中药饮片调剂规程的有关规定进行审方和调剂。对存在"十八反"、"十九畏"、妊娠禁忌、超过常用剂量等可能引起用药安全问题的处方，应当由处方医生确认（"双签字"）或重新开具处方后方可调配。

第三十条 中药饮片调配后，必须经复核后方可发出。二级以上医院应当由主管中药师以上专业技术人员负责调剂复核工作，复核率应当达到100%。

第三十一条 医院应当定期对中药饮片调剂质量进行抽查并记录检查结果。中药饮片调配每剂重量误差应当在±5%以内。

第二十六条 中药饮片调剂室的药斗等储存中药饮片的容器应当排列合理，有品名标签。药品名称应当符合《中华人民共和国药典》或省、自治区、直辖市药品监督管理部门制定的规范名称。标签和药品要相符。

第二十七条 中药饮片装斗时要清斗，认真核对，装量适当，不得错斗、串斗。

第二十八条 医院调剂用计量器具应当按照质量技术监督部门的规定定期校验，不合格的不得使用。

3. **检查要点**

（1）中药饮片处方调剂制度和操作规范要点：中药饮片处方调剂制度应包括：请领、装斗、审方、调配、复核、发药、用药交代等，散装中药饮片操作规范应包括:调配手法、等量递减、排药顺序、特殊用法的调剂与标注、复核、用药交代规范等。小包装中药饮片、配方颗粒中药饮片处方调剂参照以上要点检查,配方颗粒饮片相关设备的清洁也要在规范中有所体现。

(2)处方的审核要点包括:对存在"十八反"、"十九畏"、妊娠禁忌、超过常用剂量等可能引起用药安全问题的处方,应当由处方医生确认("双签字")或重新开具处方后方可调配。

对超过常用剂量的界定应依据《中国药典》和地方炮制规范,超过剂量应"双签字"。

(3)调剂复核:调剂复核率要达到100%,可抽查既往处方,也可现场抽查已经调配好的处方,处方后记各项应填写完备,手签字应与签字留样一致,也可盖签字章。

(4)现场抽查:专家现场抽查调剂后的中药饮片处方20剂,称量其分剂量的误差率,每剂重量误差应在±5%以内。现场调剂人员是否等量递减也是专家检查的内容之一。

(5)除此之外,专家可同时检查处方用名、斗厨用名、中药饮片质量、清斗、串斗、错斗、中药饮片养护以及调剂用计量器具校验等。

4. 迎检的难点

(1)散装中药饮片调剂分剂量误差率:每剂重量误差应在±5%以内。但工作量比较大的医疗机构,散装中药饮片调剂分剂量误差率保持在±5%以内有一定难度。

(2)关于装斗、清斗、串斗的问题:装斗和清斗要有记录,记录内容包括:品名、批号、是否清斗、装斗人。尽管该项不属于检查内容,但在确保药品质量方面至关重要,其工作量也是非常大。

5. 常出现的问题

(1)散装中药饮片调剂分剂量误差率:每剂重量误差超过±5%,应加强中药饮片调剂人员的技能培训,定期检查,检查结果与绩效、评先、评优相结合。

(2)串斗:专家在中药饮片调剂室检查是随机的,且为正常工作状态,调剂时串斗现象时有发生,应加强检查监督。

六、有缩短等候取药时间的措施,并落实到位

1. 与 2012 年版的比较

2017 年版新增该项。

2. 本项检查依据

大型中医医院、中医专科医院巡查细则。

第五部分　医院服务,合理调配药学人员,优化取药流程,缩短等候时间。

3. **检查要点**

(1)缩短等候取药时间的措施:包括合理安排值班人员,取药高峰期时多开发药窗口,与快递公司合作快递中药,主动提示等候时间,每天定时清理药柜并补充药品,减少缺药,强化专业技能培训、提高工作效率等。

(2)追踪患者取药过程的目的是:判断患者取药流程是否合理,缩短等候取药时间的措施是否到位。

4. **迎检的难点**

(1)中药饮片工作量较大的医疗机构高峰期等候时间较长。

(2)提供缩短等候取药时间措施的相关佐证资料有一定难度。

5. **常出现的问题**

(1)无缩短等候取药时间措施,或措施落实不到位。

(2)缩短等候取药时间措施的相关佐证资料不充分。

七、有与本单位实际情况相适应的煎药室工作制度和相关设备的标准化操作程序,严格煎药全过程质量控制、监测工作

1. **与 2012 年版的比较**

2012 年版关于"严格执行《医疗机构中药煎药室管理规范》"要求单独设立,2017 年版将该部分并入"《医院中药饮片管理规范》,采购、验收、储存、养护、调剂、煎煮符合要求"。

2. **本项检查依据**

《医疗机构中药煎药室管理规范》(国中医药发〔2009〕3 号)。

第二十二条　药剂部门应当根据本单位的实际情况制定相应的煎药室工作制度和相关设备的标准化操作程序(SOP),工作制度、操作程序应当装订成册并张挂在煎药室的适宜位置,严格执行。

第二十七条　加强煎药的质量控制、监测工作。药剂科负责人应当定期(每季度至少一次)对煎药工作质量进行评估、检查,征求医护人员和住院病人意见,并建立质量控制、监测档案。

3. **检查要点**

(1)煎药室工作制度和相关设备的标准化操作规程,一定要与本单位实际情况相适应。对于不同的设备要制定不同的 SOP。

(2)煎药全过程质量控制、监测工作。质控和监测要点包括:中药饮片的接收、浸泡、一煎、二煎、特殊煎法、包装、打签、药渣检查、气味异常等环节质控,征询患者、医护人员意见等。要定期质控(每季度至少一次),并建立质量控制、监测档案。

4. 迎检的难点

(1)对煎药质量控制、监测工作理解不到位。质量控制、监测项目不全,流于形式,未扎实深入开展;针对检查出现的问题、征询意见和建议未进行持续改进。

(2)质量控制、监测档案要健全,本次检查查阅评审周期内的相关资料,时间周期较长。

5. 常出现的问题

(1)煎药室工作制度和相关设备的标准化操作规程方面,与本单位实际情况不相适应。有的医疗机构把国家《医疗机构中药煎药室管理规范》作为制度,把厂家的煎药机说明书作为操作规范。

(2)煎药质量控制、监测项目不全,质量控制、监测档案不全。把质控和监测仅仅理解为征求患者和医务人员意见,没有体现对煎药质量的持续改进。

八、煎药室布局合理,配备完善的煎药设备设施和辅助用具,流程合理

1. 与 2012 年版的比较

没有变化。

2. 本项检查依据

《医疗机构中药煎药室管理规范》(国中医药发〔2009〕3 号)。

第四条 煎药室的房屋和面积应当根据本医疗机构的规模和煎药量合理配置。工作区和生活区应当分开,工作区内应当设有储藏(药)、准备、煎煮、清洗等功能区域。

第五条 煎药室应当宽敞、明亮,地面、墙面、屋顶应当平整、洁净、无污染、易清洁,应当有有效的通风、除尘、防积水以及消防等设施,各种管道、灯具、风口以及其他设施应当避免出现不易清洁的部位。

第六条 煎药室应当配备完善的煎药设备设施,并根据实际需要配备储药设施、冷藏设施以及量杯(筒)、过滤装置、计时器、贮药容器、药瓶架等。

第七条 煎药工作台面应当平整、洁净。

煎药容器应当以陶瓷、不锈钢、铜等材料制作的器皿为宜,禁用铁制等易腐蚀器皿。

储药容器应当做到防尘、防霉、防虫、防鼠、防污染。用前应当严格消毒，用后应当及时清洗。

3. 检查要点

(1)煎药室布局合理:工作区和生活区应当分开,有条件的医疗机构把工作区进行净化,工作区内设有储藏(药)、准备、煎煮、清洗等功能区域。

(2)配备完善的煎药设备、设施和辅助用具:根据医疗机构工作需要配备储药设施、冷藏设施以及量杯(筒)、过滤装置、计时器、贮药容器、药瓶架等。

(3)流程合理:包括领药、煎药、装药、送药、发药几个环节,其中煎药还包括浸泡、一煎、二煎、分装、贴签、外包装、煎药设备的清洗、消毒等。

4. 迎检的难点

(1)面积较小的医疗机构煎药室,工作区与生活区不能完全分开,流程不尽合理。

(2)部分医疗机构煎药室设备、设施不全。

5. 常出现的问题

(1)工作区与生活区不分,区域划分与标注不清晰。

(2)流程不合理,收发药品区、浸泡区、煎药区、储藏区混杂;内服煎药区与外用煎药区以及清洗区不分等。

九、煎药室应当定期消毒。煎药设备设施、容器使用前应确保清洁,有清洁规程和每日清洁记录

1. 与2012年版的比较

在评价方法中2012年版为查阅相关资料,实地考查,并随机抽查评审前1个月的处方;2017年版为查阅评审周期相关资料,并实地考查。

2. 本项检查依据

《医疗机构中药煎药室管理规范》(国中医药发〔2009〕3号)。

第二十五条　煎药设备设施、容器使用前应确保清洁,要有清洁规程和每日清洁记录。用于清扫、清洗和消毒的设备、用具应放置在专用场所妥善保管。煎药室应当定期消毒。洗涤剂、消毒剂品种应定期更换,符合《食品工具、设备用洗涤卫生标准》(GB 14930.1)和《食品工具、设备用洗涤消毒剂卫生标准》(GB 14930.2)等有关卫生标准和要求,不得对设备和药物产生腐蚀和污染。

第二十六条　传染病病人的盛药器具原则上应当使用一次性用品,用后按照医疗废物进行管理和处置。不具备上述条件的,对重复使用的盛药器具应当加强管理,固定专人使用,且严格消毒,防止交叉污染。

第十条　煎药人员应当每年至少体检一次。传染病、皮肤病等患者和乙肝病毒携带者、体表有伤口未愈合者不得从事煎药工作。

第十一条　煎药人员应当注意个人卫生。煎药前要进行手的清洁,工作时应当穿戴专用的工作服并保持工作服清洁。

3. 检查要点

(1)煎药室应当定期消毒:煎药室要有消毒制度。对浸泡器具、煎药设备、包装设备、容器、盛药器具、操作台面、下水道等定期消毒;洗涤剂、消毒剂品种应定期更换;洗涤剂和消毒剂符合《食品工具、设备用洗涤卫生标准》(GB 14930.1)和《食品工具、设备用洗涤消毒剂卫生标准》(GB 14930.2)等有关卫生标准和要求,不得对设备和药物产生腐蚀和污染;对浸泡器具、煎药设备、包装设备、容器、盛药器具采用煮沸或75%乙醇消毒,对于下水道等的消毒,采用戊二醛、八四消毒液等交替消毒。消毒要有记录。

(2)制定煎药设备设施、容器清洁规程:按照规程对煎药设备设施、容器进行清洁,使用前应确保清洁。

传染病病人的盛药器具原则上应当使用一次性用品,用后按照医疗废物进行管理和处置。不具备上述条件的,对重复使用的盛药器具应当加强管理,固定专人使用,且严格消毒,防止交叉污染。

(3)每日清洁记录:按照清洁规程规定设计清洁记录,并详细记录。

(4)煎药操作人员健康管理:建立健康查体档案。煎药人员应当每年至少体检一次。传染病、皮肤病等患者和乙肝病毒携带者、体表有伤口未愈合者不得从事煎药工作。煎药人员应当注意个人卫生。煎药前要进行手的清洁,工作时应当穿戴专用的工作服并保持工作服清洁。

4. 迎检的难点

(1)消毒规程和清洁规程的制定,针对不同的设备器具制定不同的消毒规程和清洁规程。

(2)按照消毒规程和清洁规程设计消毒和清洁记录。

(3)建立健全煎药人员的健康档案,档案要与煎药人员的轮岗时间相一致。评审周期内的健康档案要完整。

5. 常出现的问题

(1)消毒规程与消毒记录不一致。消毒剂未按照消毒规程交替使用。

(2)清洁规程与记录不符,记录与实际不符。

（3）健康档案不全或未建立。

十、煎药室面积与本单位的业务规模（煎药工作量）相适应

1. 与 2012 年版的比较

在评价方法中 2012 年版为查阅相关资料，实地考查，并随机抽查评审前 1 个月的处方；2017 年版为查阅评审周期相关资料，并实地考查。

2. 本项检查依据

《医疗机构中药煎药室管理规范》（国中医药发〔2009〕3 号）。

第四条　煎药室的房屋和面积应当根据本医疗机构的规模和煎药量合理配置。工作区和生活区应当分开，工作区内应当设有储藏（药）、准备、煎煮、清洗等功能区域。

3. 检查要点

煎药工作量与房屋面积、人员、设备相匹配。一台煎药机煎药的频次，8 小时内原则上不超过 8 次，一名煎药人员原则上操作不超过 6 台工作中的煎药机。

4. 迎检的难点

（1）房屋面积小，设备设施拥挤。

（2）工作人员少，工作量太大，无法保证煎药质量。

5. 常出现的问题

（1）煎药工作量大，设备拥挤；人员少，每人负责的煎药机太多。

（2）煎药工作外包，煎药质量质控措施不到位。

十一、煎药操作记录完整，操作方法符合要求

待煎药物先行浸泡时间不少于 30 分钟，每剂药一般煎煮 2 次，煎煮时间根据方剂的功能主治和药物的功效确定。凡注明有先煎、后下等特殊要求的，按照要求或医嘱操作。

1. 与 2012 年版的比较

2012 年版评审方法为查阅相关资料，实地考查，并随机抽查评审前 1 个月的处方；2017 年版评审方法为查阅评审周期相关资料，实地考查，并抽查 10 剂中药煎药全过程。

2. 本项检查依据

《医疗机构中药煎药室管理规范》（国中医药发〔2009〕3 号）。

第十二条　煎药应当使用符合国家卫生标准的饮用水。待煎药物应当先行浸泡，浸泡时间一般不少于 30 分钟。

煎煮开始时的用水量一般以浸过药面 2~5 厘米为宜，花、草类药物或煎煮时间较长的应当酌量加水。

第十三条 每剂药一般煎煮两次,将两煎药汁混合后再分装。

煎煮时间应当根据方剂的功能主治和药物的功效确定。一般药物煮沸后再煎煮20~30分钟;解表类、清热类、芳香类药物不宜久煎,煮沸后再煎煮15~20分钟;滋补药物先用武火煮沸后,改用文火慢煎约40~60分钟。药剂第二煎的煎煮时间应当比第一煎的时间略缩短。

煎药过程中要搅拌药料2~3次。搅拌药料的用具应当以陶瓷、不锈钢、铜等材料制作的棍棒为宜,搅拌完一药料后应当清洗再搅拌下一药料。

第十四条 煎药量应当根据儿童和成人分别确定。儿童每剂一般煎至100~300毫升,成人每剂一般煎至400~600毫升,一般每剂按两份等量分装,或遵医嘱。

第十五条 凡注明有先煎、后下、另煎、烊化、包煎、煎汤代水等特殊要求的中药饮片,应当按照要求或医嘱操作。

先煎药应当煮沸10~15分钟后,再投入其他药料同煎(已先行浸泡)。

后下药应当在第一煎药料即将煎至预定量时,投入同煎5~10分钟。

另煎药应当切成小薄片,煎煮约2小时,取汁;另炖药应当切成薄片,放入有盖容器内加入冷水(一般为药量的10倍左右)隔水炖2~3小时,取汁。此类药物的原处方如系复方,则所煎(炖)得的药汁还应当与方中其他药料所煎得的药汁混匀后,再行分装。某些特殊药物可根据药性特点具体确定煎(炖)药时间(用水适量)。

溶化药(烊化)应当在其他药煎至预定量并去渣后,将其置于药液中,微火煎药,同时不断搅拌,待需溶化的药溶解即可。

包煎药应当装入包煎袋闭合后,再与其他药物同煎。包煎袋材质应符合药用要求(对人体无害)并有滤过功能。

煎汤代水药应当将该类药物先煎15~25分钟后,去渣、过滤、取汁,再与方中其他药料同煎。

对于久煎、冲服、泡服等有其他特殊煎煮要求的药物,应当按相应的规范操作。

先煎药、后下药、另煎或另炖药、包煎药、煎汤代水药在煎煮前均应当先行浸泡,浸泡时间一般不少于30分钟。

第十六条 药料应当充分煎透,做到无糊状块、无白心、无硬心。煎药时应当防止药液溢出、煎干或煮焦。煎干或煮焦者禁止药用。

第十七条 内服药与外用药应当使用不同的标识区分。

第十八条　煎煮好的药液应当装入经过清洗和消毒并符合盛放食品要求的容器内,严防污染。

第十九条　使用煎药机煎煮中药,煎药机的煎药功能应当符合本规范的相关要求。应当在常压状态煎煮药物,煎药温度一般不超过100℃。煎出的药液量应当与方剂的剂量相符,分装剂量应当均匀。

第二十条　包装药液的材料应当符合药品包装材料国家标准。

第二十三条　煎药人员在领药、煎药、装药、送药、发药时应当认真核对处方(或煎药凭证)有关内容,建立收发记录,内容真实、记录完整。每方(剂)煎药应当有一份反映煎药各个环节的操作记录。记录应保持整洁,内容真实、数据完整。

3. 检查要点

(1)煎药操作记录要规范完整,记录内容包括:患者姓名、加水量、浸泡时间、特殊煎法、一煎时间、二煎时间、出药量、包装数量等。

(2)待煎药物先行浸泡时间不少于30分钟,每剂药一般煎煮2次,有煎药自动化软件的煎药室,能溯源加水量、浸泡时间、一煎时间、二煎时间等数据。

(3)煎煮时间根据方剂的功能主治和药物的功效确定。煎药室能通过HIS系统看到处方组成,或者中药饮片调剂人员根据方剂的功能主治和药物的功效标注煎药类型或时间。

(4)凡注明有先煎、后下等特殊要求的,按照要求或医嘱操作。有些设备不能实现先煎、后下等特殊要求,要另备煎药设备实现先煎、后下等特殊要求。

(5)评价方法由实地查看改为抽查10剂中药煎药全过程,专家在煎药室的时间至少1.5小时,煎药流程、操作规范性、记录的真实性、器具的清洗、煎煮时间等都在专家的检查范围之内。

4. 迎检的难点

(1)煎药操作记录内容设置太多,操作人员工作量大,记录潦草、不完整,或未真实记录。

(2)由于设备的原因不能实现二煎。

(3)煎药室不能通过HIS系统看到处方组成,不能根据处方功效确定煎煮时间。

(4)专家在煎药室检查的时间较长,操作时应严格按照岗位SOP进行操作,养成良好的习惯。

(5)煎药量规范要求"儿童每剂一般煎至 100～300ml,成人每剂一般煎至 400～600ml,一般每剂按两份等量分装"。该要求与实际工作存在一定差距,一般煎药机每袋装量一般 120～150ml,煎药量太大患者的依从性变差。

5. 常出现的问题

(1)煎药操作记录不规范,煎药记录设计缺项,加水量和出药量记录不真实,煎药时间未标注起止时间。

(2)煎药室没有处方或相关信息,不能按照处方功效确定煎煮时间。

(3)两煎机设备未执行两煎。

(4)注明有先煎、后下等特殊要求的,未按照要求或医嘱操作。

十二、能提供中药饮片急煎服务

不能提供急煎服务,或急煎不能在 2 小时内完成,不得分。

1. 与 2012 年版的比较

(1)2012 年版评价方法为查阅相关资料;2017 年版评价方法为实地考查,并抽查非工作时间急煎中药情况。

(2)2017 年版的分值由 2 分减为 1 分。

2. 本项检查依据

《医疗机构中药煎药室管理规范》(国中医药发〔2009〕3 号)。

第二十四条 急煎药物应在 2 小时内完成,要建立中药急煎制度并规范急煎记录。

3. 检查要点

(1)实地考查,主要考查急煎的真实性:实地查看非正常工作时间值班表,急煎岗位 SOP,急煎设备器具,急煎相关记录,按照急煎相关记录追溯医院 HIS 病区医嘱或门诊用药记录。

(2)抽查非工作时间急煎中药情况:在夜间或中午非正常时间,现场模拟急煎,检查是否在 2 小时内完成。

4. 迎检的难点

(1)有些医疗机构规模较小,临床无急煎需求,未开展急煎服务,无急煎记录。

(2)非工作时间急煎中药检查的突然性,给迎检带来了一定的困难。

5. 常出现的问题

(1)急煎记录不真实,追溯医嘱或门诊 HIS 用药情况出现问题。

(2)非工作时间急煎中药 2 小时内不能完成。

第四节 加强中药饮片处方管理,建立中药 饮片处方点评制度,并落实

	评价指标	评价方法	评分细则	分值
5.4 加强中药饮片处方管理,建立中药饮片处方点评制度并落实(12分)	5.4.1 中药饮片处方用名和调剂给付符合要求	查阅评审周期相关资料,实地考查,并抽查10张中药饮片处方	中药饮片调剂给付不符合规定,每张每种扣0.3分	2
	★5.4.2 有中药饮片处方点评工作制度,开展中药饮片处方点评工作,工作记录完整	查阅评审周期相关资料,并实地核查	未制定中药饮片处方点评工作制度,扣1分;无点评记录,扣1分;记录不完整,扣0.5分	2
	5.4.3 门急诊处方点评的抽查率应不少于中药饮片总处方量的0.5%,每月点评处方绝对数不少于100张;病房(区)的抽查率(按出院病历数计)不少于5%,每月点评出院病历绝对数应不少于30份		门急诊中药饮片处方的抽查率少于中药饮片总处方量的0.5%,或每月点评处方绝对数<100张,扣1分;病房(区)中药饮片处方抽查率(按出院病历数计)<5%,或每月点评出院病历绝对数<30份,扣1分;核查结果不符合,扣0.5分	2
	5.4.4 医师开具的中药饮片处方(医嘱)内容规范完整,药名书写正确,脚注明确,"双签字"落实到位	查阅评审周期相关资料,随机抽查某日中药饮片处方50张、住院病历10份	中药饮片处方(医嘱)内容不规范,扣0.5分;药名书写不正确,每张扣0.5分;脚注不明确或没有书写,每张扣0.5分;双签字要求落实不到位,每张扣0.5分	4

评价指标		评价方法	评分细则	分值
5.4 加强中药饮片处方管理,建立中药饮片处方点评制度并落实(12分)	5.4.5 定期总结中药饮片处方点评结果,将点评结果纳入绩效考核,实行奖惩管理,对不合理使用中药饮片的行为有干预措施,并落实到位	查阅评审周期相关资料,随机抽查 3 个绩效及年内奖惩情况	点评结果未公示,扣 1 分;未纳入绩效考核,扣 1 分;干预和改进措施不到位,扣 1 分	2

一、中药饮片处方用名和调剂给付符合要求

1. 与 2012 年版的比较

(1)2012 年版单独设项"严格执行中药饮片处方用名和调剂给付"有关规定。2017 年版与"加强中药饮片处方管理,建立中药饮片处方点评制度,并落实"合并。

(2)评审方法:2012 年版为"现场抽查 10 种中药饮片的调剂给付(查阅相关资料,现场访谈医师和药房工作人员)";2017 年版改为"查阅评审周期相关资料,实地考查,并抽查 10 张中药饮片处方"。

(3)分值由 2012 年版中的 3 分减为 2017 年版中的 2 分。

2. 本项检查依据

《国家中医药管理局关于中药饮片处方用名和调剂给付有关问题的通知》(国中医药发〔2009〕7 号)。

(1)各医疗机构应当执行本省(区、市)的中药饮片处方用名与调剂给付的相关规定。没有统一规定的,各医疗机构应当制定本单位中药饮片处方用名与调剂给付规定。制定中药饮片处方用名与调剂给付规定应符合国家有关标准和中医药理论。

(2)开具中药饮片处方的医师要掌握本省(区、市)或本单位中药饮片处方用名与调剂给付的规定,并据此书写中药饮片处方用名。

(3)医师开具中药饮片处方对饮片炮制有特殊要求的,应当在药品名称之前写明。

(4)各医疗机构中药饮片调剂人员应当按照本省(区、市)或本单位中药饮片处方调剂给付规定进行调剂,对未按规定书写中药饮片处方的应由处方医师修正后再给予调剂。对有特殊炮制要求的中药饮片,调剂时应临方炮制。

3. 检查要点

（1）本省（区、市）已经制定了中药饮片处方用名与调剂给付，依据其规定进行检查；没有统一规定的，按照医疗机构制定的中药饮片处方用名与调剂给付规定检查。

（2）中药饮片处方用名与调剂给付规定要符合国家有关标准和中医药理论。

（3）对照处方进行检查，既检查了临床中药饮片处方开具用名的规范性，同时也检查了药学部调剂应付的准确度。

4. 迎检的难点

（1）实现信息化的医疗机构，临床医师开具中药饮片处方的用名依据 HIS 系统中选用，不存在处方用名开具规范性的问题，但是存在中药饮片合理使用问题。使用纸质处方的医疗机构中药饮片处方的用名存在问题较多，需要医疗机构进行认真细致的培训。

（2）药剂人员调配中药饮片，处方应付一定要与"中药饮片处方用名与调剂给付"相一致。药学部也要进行认真细致的培训。

5. 常出现的问题

（1）临床医师开具的纸质中药饮片处方使用习惯用名较多。

（2）药剂人员没有很好的掌握"中药饮片处方用名与调剂给付"。

二、有中药饮片处方点评工作制度，开展中药饮片处方点评工作，工作记录完整

该项为新增核心指标。

1. 与 2012 年版的比较

2017 年版新增加内容。

2. 本项检查依据

《国家中医药管理局关于进一步加强中药饮片处方质量管理强化合理使用的通知》（国中医药医政发〔2015〕29 号）。

（1）各级中医药管理部门要高度重视中药饮片处方质量，在认真贯彻落实中药饮片各项政策的基础上，根据本地区实际情况和本《通知》要求，以建立中药饮片处方专项点评制度为核心，制定加强各级各类医疗机构中药饮片处方质量管理的具体政策和措施，进一步强化中药饮片合理使用；加强对各级各类医疗机构特别是基层医疗卫生机构和社会办中医医疗机构医务人员技术培训和业务指导，不断提高中药饮片应用能力，促进合理用药。

（2）各级各类医疗机构要以建立和完善中药饮片处方专项点评制度为核心，切实加强中药饮片临床应用管理，规范医师中药饮片处方行为，落实处方审核、发药、核对与用药交代等相关规定；定期对医务人员进行中药饮片合理用药知识培训；制定并落实持续质量改进措施。

（3）二级及以上公立中医医院（含中医、中西医结合、民族医医院，下同）中药饮片处方点评工作由医院组织实施，各级中医药管理部门定期和不定期组织抽查。二级及以上公立中医医院每月至少开展一次中药饮片处方点评，根据医院诊疗科目设置、科室设置、技术水平、诊疗量等实际情况，确定具体抽查方法和抽查率。门急诊中药饮片处方的抽查率应不少于中药饮片总处方量的 0.5%，每月点评处方绝对数不少于 100 张，不足 100 张的全部点评；病房（区）中药饮片处方抽查率（按出院病历数计）不少于 5%，且每月点评出院病历绝对数应不少于 30 份，不足 30 份的全部点评。处方点评工作要有完整、准确的书面记录。

3. 检查要点

（1）建立健全中药饮片处方点评工作制度。该制度是医疗机构的制度，不是药学部内部的制度。制度的主要内容包括：每月至少开展一次中药饮片处方点评，门急诊中药饮片处方的抽查率应不少于中药饮片总处方量的 0.5%，每月点评处方绝对数不少于 100 张，不足 100 张的全部点评；病房（区）中药饮片处方抽查率（按出院病历数计）不少于 5%，且每月点评出院病历绝对数应不少于 30 份，不足 30 份的全部点评；根据医院诊疗科目设置、科室设置、技术水平、诊疗量等实际情况，确定具体抽查方法和抽查率。

（2）建立医疗机构中药饮片处方点评专家组，专家组应包括权威的临床专家和药学专家。

（3）处方点评工作要有完整、准确的书面记录。记录与中药饮片处方点评结果相一致。

（4）处方点评要体现持续改进成效。

4. 迎检的难点

（1）评价方法为查阅评审周期相关资料，并实地核查。《国家中医药管理局关于进一步加强中药饮片处方质量管理强化合理使用的通知》（国中医药医政发〔2015〕29 号），于 2015 年 10 月 20 日发布，2012 年至 2015 年 10 月期间未开展中药饮片处方点评的医疗机构存在问题。

（2）处方点评质量持续改进问题。

（3）中药处方点评刚刚开始，多数医疗机构处于尝试阶段。

5. 常出现的问题

（1）评审周期内的中药饮片处方点评资料不全。

（2）中药饮片处方点评未体现持续改进，处方点评的结果前后基本一致。

（3）中药饮片处方点评停留在形式上点评，对于辨证论治未开展点评。

三、门急诊处方点评的抽查率应不少于中药饮片总处方量的0.5%，每月点评处方绝对数不少于100张；病房（区）的抽查率（按出院病历数计）不少于5%，每月点评出院病历绝对数应不少于30份

1. 与2012年版的比较

2017年版新增加内容。

2. 本项检查依据

《国家中医药管理局关于进一步加强中药饮片处方质量管理强化合理使用的通知》（国中医药医政发〔2015〕29号）。

二级及以上公立中医医院（含中医、中西医结合、民族医医院，下同）中药饮片处方点评工作由医院组织实施，各级中医药管理部门定期和不定期组织抽查。二级及以上公立中医医院每月至少开展一次中药饮片处方点评，根据医院诊疗科目设置、科室设置、技术水平、诊疗量等实际情况，确定具体抽查方法和抽查率。门急诊中药饮片处方的抽查率应不少于中药饮片总处方量的0.5%，每月点评处方绝对数不少于100张，不足100张的全部点评；病房（区）中药饮片处方抽查率（按出院病历数计）不少于5%，且每月点评出院病历绝对数应不少于30份，不足30份的全部点评。处方点评工作要有完整、准确的书面记录。

3. 检查要点

（1）关于病例点评的数量界定：对于规模较大的医疗机构，病房（区）中药饮片处方抽查率（按出院病历数计）不少于5%，对于规模较小的医疗机构，其每月点评出院病历绝对数应不少于30份。

（2）关于门诊处方点评的数量界定：对于规模较大的医疗机构，门急诊中药饮片处方的抽查率应不少于中药饮片总处方量的0.5%，对于规模较小的医疗机构，每月点评处方绝对数不少于100张，不足100张的全部点评。

4. 迎检的难点

（1）2012年至2015年10月期间未开展中药饮片处方点评的医疗机构存

在评审周期内资料不全的问题。

（2）规模较大医疗机构中药饮片处方或住院病历点评的数量问题。

5. **常出现的问题**

（1）规模较大的医疗机构中药饮片处方或住院病历点评的数量不达标。

（2）中药饮片处方或住院病历点评的时间不是从上次评审结束时间开始的。

四、医师开具的中药饮片处方(医嘱)**内容规范完整，药名书写正确，脚注明确，"双签字"落实到位**

1. **与 2012 年版的比较**

2017 年版新增加内容。

2. **本项检查依据**

（1）《国家中医药管理局办公室关于进一步加强中药饮片管理保证用药安全的通知》(国中医药办医政发〔2012〕22 号)。

加强中药饮片调剂管理，对存在"十八反"、"十九畏"、妊娠禁忌、超过《中华人民共和国药典》规定剂量等可能引起用药安全问题的处方，应当由处方医生确认("双签字")或重新开具处方后方可调配。

（2）《国家中医药管理局关于进一步加强中药饮片处方质量管理强化合理使用的通知》(国中医药医政发〔2015〕29 号)。

处方点评是医疗机构持续医疗质量改进和药品临床应用管理的重要组成部分，是提高临床药物治疗水平的重要手段。各级中医药管理部门要根据《医院处方点评管理规范(试行)》(卫医管发〔2010〕28 号)和《中药处方格式及书写规范》(国中医药医政发〔2010〕57 号)有关要求，建立健全系统化、标准化和持续改进的中药饮片处方专项点评制度，定期和不定期对中药饮片处方书写的规范性、药物使用的适宜性(辨证论治、药物名称、配伍禁忌、用量用法等)、每剂味数和费用进行评价，发现存在或潜在的问题，制定并实施干预和改进措施，促进中药饮片合理应用。

3. **检查要点**

（1）中药饮片处方(医嘱)内容规范性：包括药名书写、脚注、超剂量双签字等。

（2）中药饮片处方用名原则上参照《中国药典》、炮制规范以及《中药大辞典》等。

（3）特殊煎服方法及临方炮制的品种，需要脚注且脚注要规范。

（4）存在"十八反"、"十九畏"、妊娠禁忌、超过《中国药典》规定剂量等可能引起用药安全问题的处方,应当由处方医生确认("双签字")或重新开具处方。

4. 迎检的难点

(1)超过《中国药典》规定剂量的处方比例较高,要求医生"双签字"或重新开具处方,实际操作存在困难。

(2)中药饮片处方用名存在地方差异性,尤其《中国药典》未收载的地方习惯用中药饮片的用名,各地差异性较大。

5. 常出现的问题

(1)超过《中国药典》规定剂量的处方医生未"双签字"。

(2)中药饮片处方用名未按照《中国药典》或炮制规范书写。

五、定期总结中药饮片处方点评结果,将点评结果纳入绩效考核,实行奖惩管理,对不合理使用中药饮片的行为有干预措施,并落实到位

1. 与 2012 年版的比较

2017 年版新增加内容。

2. 本项检查依据

《国家中医药管理局关于进一步加强中药饮片处方质量管理强化合理使用的通知》(国中医药医政发〔2015〕29 号)。

(1)强化中药饮片处方点评结果应用。各级中医药管理部门要对长期开具不合理中药饮片处方的医疗机构通报批评;对长期开具不合理中药饮片处方的医师,按照《处方管理办法》(原卫生部令 53 号)的规定予以处理,一个考核周期内 5 次以上开具不合理处方的医师,应当认定为医师定期考核不合格,离岗参加培训。省级中医药管理部门要根据中药饮片处方点评情况,按地区、按医疗机构类别进行排序,并在一定范围内公开。

(2)二级及以上公立中医医院要将中药饮片合理应用作为对医师绩效考核评价的重要内容,与医务人员评优、评先、晋升、聘用、绩效工资分配等挂钩,并纳入医疗服务信息化监管体系—监管。

3. 检查要点

(1)中药饮片处方点评结果定期公示,原则上每月公示一次,药学部属于职能科室的由药学部发布并干预,药学部属于业务科室的由医务部门发布并干预。公示方式包括医院通报、OA 公示等。查阅评审周期内所有中药饮片处方点评资料。

(2)中药饮片处方点评结果纳入绩效考核,实行奖惩管理,医院绩效分配方案中要体现中药饮片处方点评的奖惩条款,中药饮片处方点评结果与绩效奖惩相一致。随机抽查3个月绩效分配情况及1个年度的奖惩情况。

(3)医院对不合理使用中药饮片的行为进行干预,其干预措施包括整改通知、绩效处罚、专项培训等,干预措施落实到位,体现持续改进的成效。

4. 迎检的难点

(1)中药饮片处方点评结果在医院绩效考核管理办法中与各科室的绩效分配相挂钩。各科室的绩效分配也要把中药饮片处方点评结果落实到具体相关人员。

(2)评审细则要求提供评审周期内所有中药饮片处方点评结果,多数医疗机构是从2015年10月国家中医药管理局下发《关于进一步加强中药饮片处方质量管理强化合理使用的通知》(国中医药医政发〔2015〕29号)以后开始中药饮片处方专项点评的。

(3)中药饮片处方点评结果体现干预措施的成效有一定困难,大部分医疗机构中药饮片处方点评仅仅停留在处方的形式点评,能够体现辨证施治方面的内涵点评较少,中药饮片处方点评结果前后变化不大,未体现持续改进。

5. 常出现的问题

(1)医院绩效考核管理办法没有把中药饮片处方点评结果与绩效分配结合起来,即使中药饮片处方点评结果纳入了医院绩效考核管理办法中,对于科室及个人的处罚缺乏有力的证据。

(2)中药饮片处方点评的相关材料不全,不能提供评审周期内所有中药饮片处方点评的相关资料。

(3)中药饮片处方点评质量不高,辨证施治方面的内涵点评较少。

第五节　加强医疗机构中药制剂管理

评价指标	评价方法	评分细则	分值
5.5 加强医疗机构中药制剂管理(3分)	5.5.1 中药制剂配制管理规范,委托加工的制剂须经相应部门批准,按照相关的规定执行	查阅相关资料,并实地考查	无制剂配制记录或未经批准委托加工或委托加工批件不符合规定,不得分;配制记录不完善,扣1分	2
	5.5.2 中药制剂在医疗机构之间的调剂使用符合相关规定	查阅相关资料	中药制剂在医疗机构之间的调剂使用不符合规定,不得分	1

一、中药制剂配制管理规范,委托加工的制剂须经相应部门批准,按照相关的规定执行

1. **与 2012 年版的比较**

没有变化。

2. **本项检查依据**

国家食品药品监督管理总局颁布的《医疗机构制剂配制监督管理办法》(试行)(局令第 18 号)。

第二十八条　经省、自治区、直辖市(食品)药品监督管理部门批准,具有《医疗机构制剂许可证》且取得制剂批准文号,并属于"医院"类别的医疗机构的中药制剂,可以委托本省、自治区、直辖市内取得《医疗机构制剂许可证》的医疗机构或者取得《药品生产质量管理规范》认证证书的药品生产企业配制制剂。委托配制的制剂剂型应当与受托方持有的《医疗机构制剂许可证》或者《药品生产质量管理规范》认证证书所载明的范围一致。

未取得《医疗机构制剂许可证》的"医院"类别的医疗机构,在申请中药制剂批准文号时申请委托配制的,应当按照《医疗机构制剂注册管理办法》的相关规定办理。

第三十一条　《医疗机构中药制剂委托配制批件》有效期不得超过该制剂批准证明文件载明的有效期限。在《医疗机构中药制剂委托配制批件》有效期内,委托方不得再行委托其他单位配制该制剂。

第三十二条　《医疗机构中药制剂委托配制批件》有效期届满,需要继续委托配制的,委托方应当在有效期届满 30 日前办理委托配制的续展手续。委托配制合同终止的,《医疗机构中药制剂委托配制批件》自动废止。

3. **检查要点**

(1)制剂配制记录包括:编号、制剂名称、配制日期、制剂批号、有关设备名称与操作记录、原料用量、成品和半成品数量、配制过程的控制记录及特殊情况处理记录和各工序的操作者、复核者、清场者的签名等。

(2)委托加工的医疗机构委托加工批件符合规定。《医疗机构中药制剂委托配制批件》在有效期内。

4. **迎检的难点**

中药制剂配制记录的规范性、完整性、物料平衡等。

5. **常出现的问题**

(1)中药制剂配制记录的不规范,记录项目不全,签字潦草前后不一,操作者、复核者互相代签等。

（2）《医疗机构中药制剂委托配制批件》失效。

二、中药制剂在医疗机构之间的调剂使用符合相关规定

1. 与 2012 年版的比较

没有变化。

2. 本项检查依据

国家食品药品监督管理总局颁布的《医疗机构制剂注册管理办法》（试行）（局令第 20 号）。

第二十六条 医疗机构制剂一般不得调剂使用。发生灾情、疫情、突发事件或者临床急需而市场没有供应时，需要调剂使用的，属省级辖区内医疗机构制剂调剂的，必须经所在地省、自治区、直辖市（食品）药品监督管理部门批准；属国家食品药品监督管理局规定的特殊制剂以及省、自治区、直辖市之间医疗机构制剂调剂的，必须经国家食品药品监督管理局批准。

第二十七条 省级辖区内申请医疗机构制剂调剂使用的，应当由使用单位向所在地省、自治区、直辖市（食品）药品监督管理部门提出申请，说明使用理由、期限、数量和范围，并报送有关资料。

省、自治区、直辖市之间医疗机构制剂的调剂使用以及国家食品药品监督管理局规定的特殊制剂的调剂使用，应当由取得制剂批准文号的医疗机构向所在地省、自治区、直辖市（食品）药品监督管理部门提出申请，说明使用理由、期限、数量和范围，经所在地省、自治区、直辖市（食品）药品监督管理部门审查同意后，由使用单位将审查意见和相关资料一并报送使用单位所在地省、自治区、直辖市（食品）药品监督管理部门审核同意后，报国家食品药品监督管理局审批。

第二十八条 取得制剂批准文号的医疗机构应当对调剂使用的医疗机构制剂的质量负责。接受调剂的医疗机构应当严格按照制剂的说明书使用制剂，并对超范围使用或者使用不当造成的不良后果承担责任。

第二十九条 医疗机构制剂的调剂使用，不得超出规定的期限、数量和范围。

3. 检查要点

（1）中药制剂在医疗机构之间的调剂使用必须经所在地省、自治区、直辖市（食品）药品监督管理部门批准；属国家食品药品监督管理总局规定的特殊制剂以及省、自治区、直辖市之间医疗机构制剂调剂的，必须经国家食品药品监督管理总局批准。

（2）调剂制剂的期限、数量和范围与调剂使用批件相一致。

4. 迎检的难点

医疗机构制剂的调剂使用,不得超出规定的期限、数量和范围。医疗机构制剂的调剂使用审批手续烦琐,部分医疗机构申请一次,多次调剂,批号和数量与调剂使用批件不符,甚至超范围调剂。

5. 常出现的问题

医疗机构制剂调剂使用批件期限、数量和范围与实际调剂情况不符。

第六节　积极开展个体化特色中药服务,挖掘整理特色中药疗法和传统中药加工方法,并推广使用

评价指标		评价方法	评分细则	分值
5.6 积极开展个体化特色中药服务,挖掘整理特色中药疗法和传统中药加工方法,并推广使用(3分)	5.6.1 开展2项及以上中药个体化用药加工服务(接受患者委托,按医师处方制作丸、散、膏、胶囊等剂型的服务)	查阅相关资料,并实地考查	设备不齐全,能力不具备,不得分;未提供加工服务,扣1分;服务人次未逐年增加,扣0.5分;缺少有效证据的原始资料,扣0.3分	2
	5.6.2 积极挖掘整理特色中药疗法,并推广使用		未挖掘整理特色中药疗法,不得分;未推广使用,酌情扣分;缺少有效证据的原始资料,扣0.3分	1

一、开展2项及以上中药个体化用药加工服务(接受患者委托,按医师处方制作丸、散、膏、胶囊等剂型的服务)

1. 与 2012 年版的比较

2017 年版新增加内容。

2. 本项检查依据

(1)《大型中医医院、中医专科医院巡查细则》。

第三部分　发挥中医药特色优势,开展2项及以上中药个体化用药加工服务(接受患者委托,按医师处方制作丸、散、膏、胶囊等剂型的服务),积极挖掘整理特色中药疗法和传统中药加工方法,并推广使用。

(2)《关于加强药事管理转变药学服务模式的通知》(国卫办医发〔2017〕26号)。

第十三条　鼓励开展特色中药服务。中医医院要积极开展接受患者委托,按医师处方制作丸、散、膏等剂型的服务,挖掘整理传统中药加工方法,探

索中药饮片代加工、配送等服务,方便人民群众。

3. 检查要点

(1)开展中药个体化用药加工服务:①"一人一方",接受患者委托;②按医师处方要求制备;③制剂范围为丸、散、膏、胶囊等。

(2)制备丸、散、膏、胶囊等属于制剂范畴,医疗机构要取得"医疗机构制剂许可证",且不超出该制剂许可证许可范围。"膏方"的生产应符《医疗机构中药煎药室管理规范》(国中医药发〔2009〕3 号)要求。

(3)中药个体化用药加工服务各项记录要规范完整,原始资料包括制剂处方、制备记录、收发记录等。

(4)中药个体化用药加工服务量,按照服务人次每月统计,年度汇总,服务人次应逐年增加。

4. 迎检的难点

(1)未取得"医疗机构制剂许可证"的医疗机构,开展中药个体化用药服务,存在违反《医疗机构制剂配制监督管理办法》(试行)(局令第 18 号)的风险。

(2)中药个体化用药加工服务各项记录要规范。

5. 常出现的问题

(1)未取得"医疗机构制剂许可证"的医疗机构开展属于制剂范畴的中药个体化用药加工服务。

(2)中药个体化用药加工服务原始记录不全。

二、积极挖掘整理特色中药疗法,并推广使用

1. 与 2012 年版的比较

2017 年版新增加内容。

2. 本项检查依据

《大型中医医院、中医专科医院巡查细则》。

第三部分 发挥中医药特色优势,开展 2 项及以上中药个体化用药加工服务(接受患者委托,按医师处方制作丸、散、膏、胶囊等剂型的服务),积极挖掘整理特色中药疗法和传统中药加工方法,并推广使用。

3. 检查要点

(1)挖掘整理特色中药疗法,药学部应与临床相结合,整理临床验证确有疗效中药疗法,包括穴位贴、外用洗剂、外敷贴剂、膏方等。

(2)经过临床挖掘整理的特色中药疗法要推广使用。

(3)提供挖掘整理特色中药疗法和推广应用的有效原始资料。原始资料应包括:特色中药疗法的来源、临床应用总结、推广应用的服务量等。

4. 迎检的难点

挖掘整理特色中药疗法的有效原始资料较为复杂。

5. 常出现的问题

挖掘整理特色中药疗法和推广应用的有效原始资料不够充分。

第七节 临床药师参与中药药物治疗, 促进安全与合理用药

评价指标	评价方法	评分细则	分值
5.7 临床药师参与中药药物治疗,促进安全与合理用药(10分)	5.7.1 医院配备 5 名以上临床药师或每 100 张病床与临床药师配比≥0.6。提供中药临床药学服务,促进中药合理使用	临床药师数量配备不足,每少 1 人扣 1 分;药师未参加临床药物治疗工作,扣 0.5 分;未开展咨询工作,扣 0.5 分;缺少有效证据的原始资料,扣 0.3 分	3
	5.7.2 定期开展中药处方点评工作,规范处方(用药医嘱)开具、审核、调配、核发、用药指导等行为	查阅评审周期相关资料,随机抽取中成药(含中药注射剂)处方 50 份,住院病历 10 份	未定期开展中药处方点评工作,不得分;点评问题无改进措施,或措施未落实(连续出现相同问题 3 次以上),扣 1 分;处方或医嘱不合格,或用药不合理,每份扣 0.5 分;缺少有效证据的原始资料,扣 0.3 分	3
	5.7.3 有中药安全性监测管理制度和中药不良反应事件报告制度,按规定报告中药不良反应	查阅评审周期内相关资料,随机抽查 3 份归档病历	无制度,或无中药不良反应报告记录,不得分;未按照规定上报不良反应,每例扣 1 分	2
	5.7.4 对患者开展中药及中药合理用药知识宣传与教育	查看评审周期相关资料,实地访谈 3 名候药患者	未开展宣传与教育,不得分;不知晓,每人扣 0.5 分;缺少有效证据的原始资料,扣 1 分	2

一、医院配备 5 名以上临床药师或每 100 张病床与临床药师配比 ≥ 0.6。提供中药临床药学服务,促进中药合理使用

1. 与 2012 年版的比较

(1)2012 年版评审细则规定"临床药师数量配备不足,每少 1 人,扣 1 分;无中药咨询窗口或工作台,扣 1 分;无咨询记录,扣 1 分"。2017 年版评审细则规定"临床药师数量配备不足,每少 1 人扣 1 分;药师未参加临床药物治疗工作,扣 0.5 分;未开展咨询工作,扣 0.5 分;缺少有效证据的原始资料,扣 0.3 分"。

(2)2017 年版增加了药师参加临床药物治疗工作要求;开展咨询工作不仅仅限于中药咨询窗口;要求提供有效证据的原始资料。

2. 本项检查依据

《医疗机构药事管理规定》(卫医政发〔2011〕11 号)。

第三十四条　医疗机构应当根据本机构性质、任务、规模配备适当数量临床药师,三级医院临床药师不少于 5 名,二级医院临床药师不少于 3 名。

第三十六条　医疗机构药师工作职责:

参与临床药物治疗,进行个体化药物治疗方案的设计与实施,开展药学查房,为患者提供药学专业技术服务;

参加查房、会诊、病例讨论和疑难、危重患者的医疗救治,协同医师做好药物使用遴选,对临床药物治疗提出意见或调整建议,与医师共同对药物治疗负责;

掌握与临床用药相关的药物信息,提供用药信息与药学咨询服务,向公众宣传合理用药知识;

第二十八条　药学专业技术人员应当严格按照《药品管理法》、《处方管理办法》、药品调剂质量管理规范等法律、法规、规章制度和技术操作规程,认真审核处方或者用药医嘱,经适宜性审核后调剂配发药品。发出药品时应当告知患者用法用量和注意事项,指导患者合理用药。

第十九条　医疗机构应当配备临床药师。临床药师应当全职参与临床药物治疗工作,对患者进行用药教育,指导患者安全用药。

3. 检查要点

(1)临床药师配备数量,最基本要求 5 人。包括西药临床药师和中药临床药师,西药临床药师原则上要取得临床药师培训资格证,中药临床药师可以没有培训资格证,但要有一定工作经验,能开展中药临床药学相关工作;规模较小的医院可以适当降低,规模较大的医院应适当增加临床药师的数量,但每

100 张病床与临床药师配比不能低于 0.6。

(2)临床药师要参加临床药物治疗工作,查房、会诊、病例讨论和疑难、危重患者的医疗救治,协同医师做好药物使用遴选,对临床药物治疗提出意见或调整建议,要有相关原始资料。

(3)药物咨询工作,包括门诊患者用药咨询和院内合理用药咨询,药物咨询要有相关记录。

4. 迎检的难点

(1)部分医疗机构对临床药学重视程度不够,专职临床药师数量配备不足,或者配备的临床药师专业水平不高,不能按照相关要求开展工作。

(2)由于临床药师专业水平不高,查房、会诊、病例讨论和疑难、危重患者的医疗救治参与度较低,相关原始资料无法提供。

5. 常出现的问题

(1)专职临床药师数量配备不足,临床药师专业水平不高。

(2)不能提供查房、会诊、病例讨论和疑难、危重患者的医疗救治相关原始记录。

二、定期开展中药处方点评工作,规范处方(用药医嘱)**开具、审核、调配、核发、用药指导等行为**

1. 与 2012 年版的比较

(1)2012 年版评审方法是查看评审前 3 年相关资料。2017 年版查阅评审周期相关资料,随机抽取中成药(含中药注射剂)处方 50 份,住院病历 10 份。两者比较,处方和病例的检查为随机抽查,并且增加了中成药合理使用检查内容。

(2)2012 年版评审细则是"未开展评价工作,不得分;评价内容不完善,扣 2 分;评价结果未公布,扣 1 分"。2017 年版是"未定期开展中药处方点评工作,不得分;点评问题无改进措施,或措施未落实(连续出现相同问题 3 次以上),扣 1 分;处方或医嘱不合格,或用药不合理,每份扣 0.5 分;缺少有效证据的原始资料,扣 0.3 分"。两者比较,对评价结果增加了持续改进。

2. 本项检查依据

(1)国家中医药管理局《关于进一步加强中药饮片处方质量管理强化合理使用的通知》(国中医药医政发〔2015〕29 号)。

各级各类医疗机构要以建立和完善中药饮片处方专项点评制度为核心,切实加强中药饮片临床应用管理,规范医师中药饮片处方行为,落实处方审核、发药、核对与用药交代等相关规定;定期对医务人员进行中药饮片合理用药知识培训;制定并落实持续质量改进措施。

(2)《医疗机构药事管理规定》(卫医政发〔2011〕11号)。

第二十条　医疗机构应当建立临床用药监测、评价和超常预警制度,对药物临床使用安全性、有效性和经济性进行监测、分析、评估,实施处方和用药医嘱点评与干预。

(3)《关于进一步加强中药注射剂生产和临床使用管理的通知》(卫医政发〔2008〕71号)。

附件:中药注射剂临床使用基本原则

①选用中药注射剂应严格掌握适应证,合理选择给药途径。能口服给药的,不选用注射给药;能肌内注射给药的,不选用静脉注射或滴注给药。必须选用静脉注射或滴注给药的应加强监测。

②辨证施药,严格掌握功能主治。临床使用应辨证用药,严格按照药品说明书规定的功能主治使用,禁止超功能主治用药。

③严格掌握用法用量及疗程。按照药品说明书推荐剂量、调配要求、给药速度、疗程使用药品。不超剂量、过快滴注和长期连续用药。

④严禁混合配伍,谨慎联合用药。中药注射剂应单独使用,禁忌与其他药品混合配伍使用。谨慎联合用药,如确需联合使用其他药品时,应谨慎考虑与中药注射剂的间隔时间以及药物相互作用等问题。

⑤用药前应仔细询问过敏史,对过敏体质者应慎用。

⑥对老人、儿童、肝肾功能异常患者等特殊人群和初次使用中药注射剂的患者应慎重使用,加强监测。对长期使用的在每疗程间要有一定的时间间隔。

⑦加强用药监护。用药过程中,应密切观察用药反应,特别是开始30分钟。发现异常,立即停药,采用积极救治措施,救治患者。

(4)国家中医药管理局《关于印发中成药临床应用指导原则的通知》(国中医药医政发〔2010〕30号)

中成药临床应用指导原则(略)。

3. **检查要点**

(1)随机抽取中成药(含中药注射剂)处方50份,住院病历10份。按照中成药临床应用指导原则和中药注射剂临床使用基本原则进行检查。检查关注点是处方或医嘱不合格,或用药不合理。

(2)定期开展中药处方点评工作。主要检查中成药尤其中药注射剂合理使用的处方点评,对于处方点评的问题要有持续改进措施,措施要落实到位。

（3）处方点评的原始资料保存完整,处方点评结果要公示,整改措施到位,有持续改进的成效。

4. 迎检的难点

（1）随机抽取中成药处方和住院病历的检查方式,要求临床医师规范合理用药落到实处。

（2）处方点评要有持续改进措施,并落实到位。处方点评的问题不能连续出现,连续出现相同问题 3 次以上要扣分。

5. 常出现的问题

（1）随机抽取的中成药处方和住院病历存在问题,诊断与用药不符、超功能主治用药、超说明书推荐剂量以及无说明超 7 日用量等。

（2）处方点评的问题重复出现,整改措施不到位,无持续改进成效。

三、有中药安全性监测管理制度和中药不良反应事件报告制度,按规定报告中药不良反应

1. 与 2012 年版的比较

2012 年版评审方法是查阅相关资料并抽查 3 份病历。2017 年版评审方法是查阅评审周期内相关资料,随机抽查 3 份归档病历。

2. 本项检查依据

《医疗机构药事管理规定》(卫医政发〔2011〕11 号)。

第二十一条　医疗机构应当建立药品不良反应、用药错误和药品损害事件监测报告制度。医疗机构临床科室发现药品不良反应、用药错误和药品损害事件后,应当积极救治患者,立即向药学部门报告,并做好观察与记录。医疗机构应当按照国家有关规定向相关部门报告药品不良反应,用药错误和药品损害事件应当立即向所在地县级卫生行政部门报告。

第三十六条　医疗机构药师工作职责。

开展药品质量监测,药品严重不良反应和药品损害的收集、整理、报告等工作。

3. 检查要点

（1）制度要健全,包括中药安全性监测管理制度和中药不良反应事件报告制度。

（2）中药不良反应报告记录完整,三级医疗机构一般都有药品不良反应事件直报系统,可直接查看或打印不良反应报告,中药不良反应包括中成药、中药饮片和医疗机构中药制剂。

（3）查阅评审周期内相关资料,随机抽查 3 份归档病历。通过药品不良反应报告获取住院号,追踪归档病例,查看是否在病历中有该药的不良反应记录。

(4)新的、严重的不良反应应在 15 日内上报,死亡病例须立即上报;其他药品不良反应应在 30 日内上报。

4. 迎检的难点

(1)药品不良反应报告质量不高,联合用药的分析不具体,病程记录不规范。

(2)药品不良反应报告在患者门诊病历和住院病例中无药品不良反应的病程记录。

5. 常出现的问题

(1)按照药品不良反应报告表中的住院号追踪病历,病历中无该药品的不良反应病程记录。

(2)中药不良反应报告例数较少。

(3)药品不良反应未按照上报时限上报。

四、对患者开展中药及中药合理用药知识宣传与教育

1. 与 2012 年版的比较

(1)2012 年版评审方法是查看评审前 3 年相关资料;2017 年版评审方法是查看评审周期相关资料,实地访谈 3 名候药患者。

(2)2012 年版评审细则是未开展宣传与教育,不得分;2017 年版评审细则是未开展宣传与教育,不得分;不知晓,每人扣 0.5 分;缺少有效证据的原始资料,扣 1 分。

2. 本项检查依据

《医疗机构药事管理规定》(卫医政发〔2011〕11 号)。

第二十八条 药学专业技术人员应当严格按照《药品管理法》《处方管理办法》、药品调剂质量管理规范等法律、法规、规章制度和技术操作规程,认真审核处方或者用药医嘱,经适宜性审核后调剂配发药品。发出药品时应当告知患者用法用量和注意事项,指导患者合理用药。

第三十六条 医疗机构药师工作职责。

掌握与临床用药相关的药物信息,提供用药信息与药学咨询服务,向公众宣传合理用药知识。

3. 检查要点

(1)对患者开展中药及中药合理用药知识宣传与教育的形式:包括健康大讲堂,合理用药进社区、进校园;利用候药大厅张贴合理用药的相关知识、电子屏幕宣传等。

（2）实地访谈候药患者的知晓率,访谈形式和内容:包括药师是否告知患者用法用量和注意事项;是否接受过合理用药指导;是否对该院的合理用药知识宣传与教育满意。

（3）合理用药知识宣传与教育有效证据的原始资料要齐全。

4. **迎检的难点**

（1）专家实地访谈候药患者的随机性是迎检的最大难点。

（2）专家访谈的内容,如何真实反映出药学工作者对患者开展中药及中药合理用药知识宣传与教育的相关工作,也是难点。

5. **常出现的问题**

（1）合理用药知识宣传与教育有效证据的原始资料不全。

（2）患者访谈不能客观真实反映出中药合理用药知识宣传与教育的工作成效。

第二章

药事管理

第一节　加强药品管理，有效控制
药品质量，保证用药安全

该节在分值设置、评价指标、评价方法和评分细则等评审标准上与2012年版完全相同。

	评价指标	评价方法	评分细则	分值
4.1 加强药品管理，有效控制药品质量，保证用药安全（9分）	4.1.1 有药品采购供应管理制度与流程，有固定的供应商，供药渠道，由药学部门统一采购供应。列入"药品处方集"和"基本用药目录"中的药品有适宜的储备，每年增减调整药品率≤5%	查阅相关资料（如供应商资质档案、药品入库清单等）	无药品采购供应管理制度与流程，或供应商资质不全，不得分；无固定的供应商，或未由药学部门统一采购供应，扣0.5分；药品储备不符合要求，扣0.5分	1
	4.1.2 有药品效期管理相关制度与处理流程；有高危药品目录，各环节贮存的高危药品设置有统一警示标志。药品名称、外观或外包装相似的药品分开放置，并作明确标示	查阅相关资料，并实地考查	无药品效期管理相关制度与处理流程，扣1分；记录不完整，扣0.5分；无高危药品目录，扣1分；无统一警示标志，扣0.5分；药品名称、外观或外包装相似的药品未分开放置，或未作明确标示，扣0.5分	2

续表

评价指标	评价方法	评分细则	分值
4.1 加强药品管理,有效控制药品质量,保证用药安全(9分)	4.1.3 执行"特殊管理药品"管理的有关规定,制定相应的麻醉药品、精神药品、放射性药品、医用毒性药品等"特殊管理药品"管理制度,安全设施到位		无管理制度,不得分;"麻、精"药品未实行三级管理和"五专"管理,扣 1 分;制度不完善,每项扣 0.2 分;安全设施不到位,每处扣 0.2 分	2
	4.1.4 有存放于急诊科、病房急救室(车)、手术室及各诊疗科室的急救等备用药品管理和使用的制度与领用、补充流程,并落实	查阅相关资料,并抽查 3 个科室(含急诊科、手术室)	无制度和流程,不得分;未落实,每科扣 1 分	2
	4.1.5 有病房不需要使用的药品办理退药的相关规定,对退药进行有效管理,确保质量并有记录	查阅上年度相关资料	无退药相关规定,不得分;退药无记录,扣 0.5 分	1
	4.1.6 建立完善的药品信息管理系统,有适宜的合理用药监控系统,与医院整体信息系统联网运行,能为处方审核提供技术支持	实地考查	无监控系统,不得分;未联网运行,扣 0.5 分;不能提供合理用药监控信息服务,扣 0.5 分	1

一、有药品采购供应管理制度与流程,有固定的供应商,供药渠道,由药学部门统一采购供应。列入"药品处方集"和"基本用药目录"中的药品有适宜的储备,每年增减调整药品率≤5%

1. 与 2012 年版的比较

没有变化。

2. 本项检查依据

(1)《医疗机构药事管理规定》(卫医政发〔2011〕11 号)。

第七条 二级以上医院应当设立药事管理与药物治疗学委员会;其他医疗机构应当成立药事管理与药物治疗学组。

第九条 药事管理与药物治疗学委员会(组)的职责

制定本机构药品处方集和基本用药供应目录;

建立药品遴选制度,审核本机构临床科室申请的新购入药品、调整药品品种或者供应企业和申报医院制剂等事宜;

监督、指导麻醉药品、精神药品、医疗用毒性药品及放射性药品的临床使用与规范化管理。

第二十三条 医疗机构应当根据《国家基本药物目录》、《处方管理办法》、《国家处方集》、《药品采购供应质量管理规范》等制定本机构《药品处方集》和《基本用药供应目录》,编制药品采购计划,按规定购入药品。

第二十四条 医疗机构应当制定本机构药品采购工作流程;建立健全药品成本核算和账务管理制度;严格执行药品购入检查、验收制度;不得购入和使用不符合规定的药品。

第二十五条 医疗机构临床使用的药品应当由药学部门统一采购供应。经药事管理与药物治疗学委员会(组)审核同意,核医学科可以购用、调剂本专业所需的放射性药品。其他科室或者部门不得从事药品的采购、调剂活动,不得在临床使用非药学部门采购供应的药品。

(2)2002年《药品管理法实施条例》(国务院令第360号)。

第二十六条 医疗机构购进药品,必须有真实、完整的药品购进记录。药品购进记录必须注明药品的通用名称、剂型、规格、批号、有效期、生产厂商、供货单位、购货数量、购进价格、购货日期以及国务院药品监督管理部门规定的其他内容。

(3)2015年《药品经营质量管理规范》(国家食品药品监督管理总局令13号)。

第七十六条 验收药品应当按照药品批号查验同批号的检验报告书。

第八十条 验收药品应当做好验收记录,包括药品的通用名称、剂型、规格、批准文号、批号、生产日期、有效期、生产厂商、供货单位、到货数量、到货日期、验收合格数量、验收结果等内容。验收人员应当在验收记录上签署姓名和验收日期。

3. 检查要点

(1)供应商资质齐全并对其定期评估。①供应商资质应当包括:《药品经营许可证》、三证合一的《营业执照》、发票及随货同行单样式、销售人员在效期内的授权委托书、资格证明及身份证留样,所有资质需加盖供应企业鲜章,将复印件存档备查。应有效期内的供应合同、质量保证协议及廉洁购销合同。

②对供应商定期评估。评估周期:建议季度评估,至少为半年评估。评估内容:药品质量、送货的及时度、送货量与计划量相符率、退货率与退货及时度、破损及滞销药品处理情况、政府飞检情况、服务态度等。评估结果:通知被评估单位,被评估单位盖章留存建档,评估结果作为调整供应单位和供应方案的依据。

(2)有药事管理与药物治疗学委员会(组)制度及药品遴选制度及会议记录。列入《药品处方集》和《基本用药目录》中的药品有适宜的储备,每年增减调整药品率≤5%。

(3)采购计划审批流程规范:由药库管理人员依据本单位临床用药情况提出计划,经科主任审核、主管院长审批签字后,依照药品监督管理部门有关规定以及药品招标的相关规定,从合法的供应单位购进药品。

(4)药品购进或验收规范:有药品购进或验收制度。验收记录完整,应包括药品的通用名称、剂型、规格、批准文号、批号、生产日期、有效期、生产厂商、供货单位、到货数量、到货日期、验收合格数量、验收结果等内容。验收人员应当在验收记录上签署姓名和验收日期。药品检验报告留存备查。

4. 迎检的难点

(1)对供应商定期评估:该项评审指标是供应商资质齐全并对其定期评估,而非仅对供应商资质进行评估,还应包括对所配送的药品质量和服务质量的评估。

(2)评估内容:评估内容的选择及分值的分布直接影响评估结果的科学性。配送西成药的药品质量、送货量与计划量相符率、及时率为最主要内容,所占分值比重应该大,政府飞检情况次之,退货率与退货及时度、破损及滞销药品处理、服务态度等应权衡考虑,所占分值比重应适当减少。

5. 常出现的问题

(1)供应商资质不全,合同、质量保证协议不在效期内,未及时更新。评价周期过长,内容过于简单,评价结果及建议不具体、不清晰、无反馈。

(2)药品供应目录不稳定,每年增减调整药品率>5%。基本用药供应目录增减包括通用名、剂型、含量规格发生变化。

二、有药品效期管理相关制度与处理流程;有高危药品目录,各环节贮存的高危药品设置有统一警示标志。药品名称、外观或外包装相似的药品分开放置,并作明确标示

1. 与2012年版的比较

(1)评价指标、评价方法、评分细则的内容无变化。

（2）评价指标中的高危药品目录有变化。2015 年 6 月 5 日中国药学会医院药学专业委员会用药安全专家组发布的《我国高警示药品推荐目录（2015年）》将"高危药品"更名为"高警示药品"，并且更新目录。

2. 本项检查依据

（1）药品效期管理

1）2015 年《中华人民共和国药品管理法》（主席令第 45 号）。

第四十九条　禁止生产、销售劣药。有下列情形之一的药品，按劣药论处：

（三）超过有效期的。

2）《医疗机构药品监督管理办法（试行）》（国食药监安〔2011〕442 号）。

第十六条　医疗机构应当建立药品效期管理制度。药品发放应当遵循"近效期先出"的原则。

3）2016 年《国家食品药品监督管理总局关于修改〈药品经营质量管理规范〉的决定》（国家食品药品监督管理总局令第 28 号）。

第一百六十九条　药品拆零销售应当符合以下要求：

（三）做好拆零销售记录，内容包括拆零起始日期、药品的通用名称、规格、批号、生产厂商、有效期、销售数量、销售日期、分拆及复核人员等。

（四）拆零销售应当使用洁净、卫生的包装，包装上注明药品名称、规格、数量、用法、用量、批号、有效期以及药店名称等内容。

4）中国药学会医院药学专业学委员会 2005 年 12 月 20 日《优良药房工作规范（2005 年版）》。

第二十二条　药品分装应由专人、在清洁环境中进行，并有核对和分装登记。

分包装上至少应清楚标明药品名称、规格、数量、分装日期、有效期和分装单位名称。提倡用计算机打印标签。

除记录上述内容外，分装登记中还应包括生产厂家、生产批号、原包装规格和批号、有效期、分装数量和日期、分装责任人等。

为保证药品质量，尽量临时分装。按照协定处方批量分装的药品应在严格规定的时间内用完。

第五十三条　药品效期监控。

建立监控药物失效期的程序。

药品采购原则控制有效期在 6 个月以上。3 个月有效期的药品原则上不进入调剂部门。如特殊需要，应贴上"首先使用"的提示标签。

每月定期公布近效期（6 个月）药品目录，加快内部调剂使用并联系经销商更换,避免药品失效。

对一个月内失效药品退回药库,存放于红色退药区并上报质量监控部门处理。

对失效药品报废应按照药品质量监控程序要求,上报分析原因。吸取经验教训,防止类似事件发生。

（2）高危药品目录:2015 年 6 月 5 日中国药学会医院药学专业委员会用药安全专家组《我国高警示药品推荐目录（2015 年）》。

编号	名称	备注
药品种类（未加备注的系美国 ISMP 高警示药品目录）		
1	100ml 或更大体积的灭菌注射用水（供注射、吸入或冲洗用）	
2	茶碱类药物,静脉途径	新遴选列入
3	肠外营养制剂	
4	非肠道和口服化疗药	
5	腹膜和血液透析液	
6	高渗葡萄糖注射液（20% 或以上）	
7	抗心律失常药,静脉注射（如胺碘酮、利多卡因）	
8	抗血栓药（包括抗凝药物、Xa 因子拮抗剂、直接凝血酶抑制剂和糖蛋白Ⅱb／Ⅲa 抑制剂）	
9	口服降糖药	
10	氯化钠注射液（高渗,浓度>0.9%）	
11	麻醉药,普通、吸入或静脉用（如丙泊酚）	
12	强心药,静脉注射（如米力农）	
13	神经肌肉阻断剂（如琥珀酰胆碱,罗库溴铵,维库溴铵）	
14	肾上腺素受体激动药,静脉注射（如肾上腺素）	
15	肾上腺素受体拮抗药,静脉注射（如普萘洛尔）	
16	小儿用口服的中度镇静药（如水合氯醛）	
17	心脏停搏液	
18	胰岛素,皮下或静脉注射	

编号	名称	备注
19	硬膜外或鞘内注射药	
20	对育龄人群有生殖毒性的药品,如阿维A胶囊、异维A酸片等	新遴选列入
21	造影剂,静脉注射	
22	镇痛药/阿片类药物,静脉注射,经皮及口服(包括液体浓缩物,速释和缓释制剂)	
23	脂质体的药物(如两性霉素B脂质体)和传统的同类药物(例如两性霉素B去氧胆酸盐)	
24	中度镇静药,静脉注射(如咪达唑仑)	
药品品种(未加备注的系美国ISMP高警示药品目录)		
1	阿片酊	
2	阿托品注射液(规格5mg/ml)	新遴选列入
3	高锰酸钾外用制剂	新遴选列入
4	加压素,静脉注射或骨内注射	
5	甲氨蝶呤(口服,非肿瘤用途)	
6	硫酸镁注射液	
7	浓氯化钾注射液	
8	凝血酶冻干粉	新遴选列入
9	肾上腺素,皮下注射	
10	缩宫素,静脉注射	
11	硝普钠注射液	
12	依前列醇,静脉注射	
13	异丙嗪,静脉注射	
14	注射用三氧化二砷	新遴选列入

高危药品警示标志参考2012年5月2日中国药学会医院药学专业委员会发布的推荐的标识(图1)。

图1 提示该药品属于高危药品

2012年5月2日中国药学会医院药学专业委员会《推荐的四个药品管理标识》(图2~图5)。

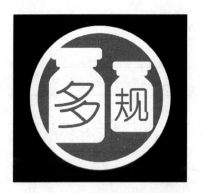 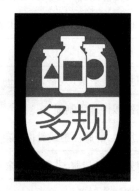

图2 提示一种药品有多种规格

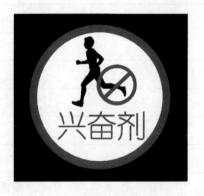 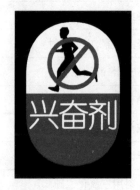

图3 提示该药品属于运动兴奋剂

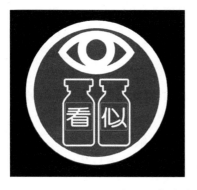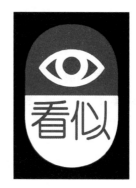

图 4　提示看起来外观相似的药品

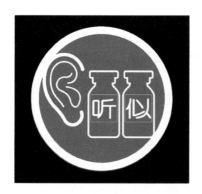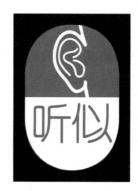

图 5　提示读起来发音相似的药品

3. **检查要点**

（1）查看药库、药房、病区的药品效期管理相关制度与处理流程,查看药库、药房、病区对储存的药品有相应效期检查记录。制度和流程包括:效期药品先进先用、近效期先用,对过期、近效期药品处理措施等内容。

（2）查看药库、药房、病区是否有科学合理的高危药品目录,并且在储存目录内药品的位置设置有全院统一的高危药品标志。

（3）查看药库、药房、病区是否有药品名称、外观或外包装相似的药品目录,并且在储存目录内的药品设置有统一的听似、看似等警示标志,查看药品名称、外观或外包装相似的药品是否分开放置。

4. **迎检的难点**

（1）药库、药房、病区(包括急救箱、急救车等)贮备药品的效期管理,失效或临近效期的药品退库或报废处理流程和相关记录及效期提示标签。

（2）根据医院药品目录调整高危药品目录以及药品名称、外观或外包装

57

相似的药品目录,并且及时调整药品储备位置的警示标志。

(3)药师定期到病区检查药品时,应体现检查药品效期、高危药品管理等内容。

5. 常出现的问题

(1)药库、药房、病区(包括急救箱、急救车等)贮备药品的效期管理记录不规范。

(2)拆零药品的效期管理和效期登记有缺漏。

(3)高警示药品目录没有定期更新,药房、药库与各病区的高危药品目录及标志不统一。

(4)药品名称、外观或外包装相似的药品目录没有定期更新,标志贴放位置或药品放置位置不合适。

三、执行"特殊管理药品"管理的有关规定,制定相应的麻醉药品、精神药品、放射性药品、医用毒性药品等"特殊管理药品"管理制度,安全设施到位

1. 与 2012 年版的比较

没有变化。

2. 本项检查依据

制定特殊药品管理制度,需要参考内容较多,不一一列举。请参照以下法律法规。

(1)《处方管理办法》(中华人民共和国卫生部令第 53 号)。

(2)《麻醉药品和精神药品管理条例》(中华人民共和国国务院令第 442 号)。

(3)《医疗机构麻醉药品、第一类精神药品管理规定》(卫医发〔2005〕438 号)。

(4)《卫生部办公厅关于做好麻醉药品、第一类精神药品使用培训和考核工作的通知》(卫办医发〔2005〕237 号)。

(5)《放射性药品管理办法》(中华人民共和国国务院令第 25 号)。

(6)《医疗用毒性药品管理办法》(中华人民共和国国务院令 23 号)。

3. 检查要点

(1)执行麻醉、精神药品管理制度,安全设施到位。

1)明确检查对象为药库、药房、病区(含急诊、治疗室)、手术室。查阅是否有麻醉、精神药品管理制度,制度内容是否包括采购、验收、储存、保管、发放、调配、使用、报废、销毁、丢失及被盗等,是否制定各环节的标准操作规程。

2)明确医院是否成立麻醉、精神药品管理机构,是否指定专职人员负责日常管理工作,是否纳入科室年度目标管理考核指标。

3)明确是否有医务及药学人员麻精药品培训、考核方案和原始记录。是否有麻醉药品医师处方权、药师调剂权的记录备案。

4)实地查看药库、药房、病区、手术室的麻精药柜的安全设施是否到位,是否安有防盗门窗、是否有监控和报警装置。

5)实地查看麻精处方开具和取药流程,明确是否实行"三级管理"和"五专管理"(专用账册、专柜加锁、专人管理、专用处方、专册登记),查看交接班、专账、专册等记录是否完整,涂改处是否清晰可辨,有无签名和日期。

6)查看印鉴卡及其效期。

(2)执行放射性药品管理规定,安全设施到位。

1)明确是否制定放射性药品管理制度,内容是否包括使用后的废物处理、不良反应的收集上报等。

2)明确是否配备核医学技术人员,查看资质证明和培训记录。

3)查看放射性药品使用许可证、许可范围及有效期。

4)查看医疗机构是否对放射性药品进行临床质量检验,包括理化性能、纯度(包括核素纯度)及检验方法、药理、毒理、动物药代动力学、放射性比活度、剂量、剂型、稳定性。

(3)执行医用毒性药品管理规定。

1)明确是否制定医用毒性药品管理制度,内容是否包括医用毒性药品的采购、储存、验收、发放、使用等。

2)抽查医用毒性药品处方,明确处方剂量是否超过 2 日极量,发药复核人员职称是否药师以上。

4. **迎检的难点**

(1)麻精药品"三级管理"和"五专管理"落实到位。

(2)麻醉、精一药品的购入、储存、发放、调配、使用、销毁实行批号管理和追踪。

(3)放射性药品相关环境因素和许可证。

5. **常出现的问题**

(1)麻精药品管理制度不完善,没有标准操作规程,管理混乱。

(2)麻精药品交接班、使用登记、销毁等记录不完整或有涂改。

(3)特殊管理药品的防盗、监控等安全设施不到位,比如无防盗门窗、无监控记录、监控设施无法正常使用、无报警装置。

(4)麻精药品处方用药疗程不规范,开具医生与签名医生不一致,处方用量与患者实际用量不一致。

(5)没有定期进行麻精药品相关专业知识培训和考核。

(6)缺少放射性药品使用许可证。

四、有存放于急诊科、病房急救室(车)、手术室及各诊疗科室的急救等备用药品管理和使用的制度与领用、补充流程,并落实

1. 与 2012 年版的比较

没有变化。

2. 本项检查依据

(1)《急诊科建设与管理指南(试行)》(卫生部卫医政发〔2009〕50 号)。

附件 1 抢救室急救药品:心脏复苏药物;呼吸兴奋药;血管活性药、利尿及脱水药;抗心律失常药;镇静药;止痛、解热药;止血药;常见中毒的解毒药、平喘药、纠正水电解质酸碱失衡类药、各种静脉补液液体、局部麻醉药、激素类药物等。

(2)《医疗机构药事管理规定》(卫医政发〔2011〕11 号)。

第三十六条 医疗机构药师工作职责:负责药品采购供应、处方或者用药医嘱审核、药品调剂、静脉用药集中调配和医院制剂配制,指导病房(区)护士请领、使用与管理药品。

(3)中国药学会医院药专业学委员会 2005 年 12 月 20 日发布的《优良药房工作规范(2005 年版)》。

第二十七条 病区贮备药品的管理。

为方便患者用药,可根据情况,在病区贮备少量药品作为基数药。

制定各病区的贮备药品目录和基数,包括抢救车备药、止痛药、麻醉药、解痉药、镇静催眠药等。病房药房和病区护士站各留存一份贮备药清单。贵重药品不宜留病区贮备。

由护士长指定专人专柜保管,并认真配合药房的监管。

基数药取用后应及时补充。

根据药品效期管理的有关规定,临近效期的药品,需及时向药房更换,避免过期失效和浪费。

药师定期到病区检查,检查项目包括品种、数量、外观质量、有效期、保存条件等。

3. 检查要点

(1)查看抢救室急救药品品种、种类配备是否齐全。

(2)查看病区急救车、手术室、各诊疗科室备用药品(基数药)的使用管理制度及相关记录。

(3)查看病房急救车、手术室、各诊疗科室备用药品的领用和补充流程。

(4)查看药学部(科)是否对急救等备用药品管理情况进行定期检查,对存在问题及时整改。

4. 迎检的难点

(1)科学合理配备抢救室急救药品种类、品种,部分诊疗科室申请的基数药品种和数量过多。

(2)药学部定期检查急救等备用药品管理情况,对存在的问题及时整改,但难以对每支(片)药品检查到位。

5. 常出现的问题

(1)病区基数药及抢救车急救药品种类、品种不齐全,各种药品警示标示不清,用药后补充不及时。

(2)管理制度不健全,领用、补充流程不规范,记录不完整。

(3)药品摆放位置不固定,同一药品分散在不同地方存放。

五、有病房不需要使用的药品办理退药的相关规定,对退药进行有效管理,确保质量并有记录

1. 与 2012 年版的比较

没有变化。

2. 本项检查依据

《医疗机构药事管理规定》(卫医政发〔2011〕11 号)。

第二十八条 为保障患者用药安全,除药品质量原因外,药品一经发出,不得退换。

3. 检查要点

(1)病区不需要使用的药品退药管理制度。

(2)退药流程和退药要求。

(3)对病区退药进行效期管理情况。

(4)有完整、准确的病区退药记录。

4. 迎检的难点

(1)退药记录内容的完整性。

(2)退药流程的规范性。

5. 常出现的问题

(1)退药制度过于简单,如退药制度无可退药情形、不可退药情形和退药要求。

(2)退药记录不完善,退药记录不准确。

(3)退药流程不合理。

六、建立完善的药品信息管理系统,有适宜的合理用药监控系统,与医院整体信息系统联网运行,能为处方审核提供技术支持

1. 与2012年版的比较

没有变化。

2. 本项检查依据

(1)《医院信息系统基本功能规范》(2002年2月修订版)。

第十六条 各部分功能。

药品管理部分:药品管理部分主要包括药品的管理与临床使用。在医院中药品从入库到出库直到病人的使用,是一个比较复杂的流程,它贯穿于病人的整个诊疗活动中。这部分主要处理的是与药品有关的所有数据与信息。共分为两部分,一部分是基本部分,包括:药库、药房及发药管理;另一部分是临床部分,包括:合理用药的各种审核及用药咨询与服务。

(2)《电子病历基本规范(试行)》(卫医政发〔2010〕24号)。

第十四条 电子病历系统应当为病历质量监控、医疗卫生服务信息以及数据统计分析和医疗保险费用审核提供技术支持,包括医疗费用分类查询、手术分级管理、临床路径管理、单病种质量控制、平均住院日、术前平均住院日、床位使用率、合理用药监控、药物占总收入比例等医疗质量管理与控制指标的统计,利用系统优势建立医疗质量考核体系,提高工作效率,保证医疗质量,规范诊疗行为,提高医院管理水平。

3. 检查要点

(1)实地考查是否有完善的药品管理系统,一是基本部分,包括:药库、药房及发药管理;二是临床合理用药部分,包括:合理用药的各项指标的监管、处方医嘱审核及用药咨询与服务。

(2)实地考查是否有适宜的合理用药监控软件系统,与医院整体信息系统是否联网运行,能否提供合理用药监控信息服务。

4. 迎检的难点

药物管理系统和合理用药监控系统能与医院整体信息系统联网运行,切实为临床提供有效的合理用药监控信息服务。

5. 常出现的问题

(1)药品信息系统建设不完善,模块不完整。

(2)合理用药监控系统未起到有效的不合理处方提示和处方拦截作用。

第二节 按照《处方管理办法》，实行
处方点评，促进合理用药

与 2012 年版相比，该节内容唯一的变化是评价方法的时间范围由"上年度"或"近一年"改为"评审周期"，在分值设置、评价指标和评分细则方面没有变化。

	评价指标	评价方法	评分细则	分值
4.2 按照《处方管理办法》，实行处方点评，促进合理用药（7分）	4.2.1 医师处方签名或签章式样应留样备案，医师在处方和用药医嘱中的签字或签章与留样一致	查阅相关资料，并抽查评审周期处方10张	未分别在医疗管理、药学部门留样备案，不得分；医师在处方和用药医嘱中的签字或签章与留样不一致，每张扣0.2分	1
	4.2.2 医师按"医院基本用药供应目录"开具处方，药品品规与"医院基本用药供应目录"一致。处方书写规范完整，开具处方全部使用规定的药品通用名称、新活性化合物的专利药品名称和复方制剂药品名称。处方用量和麻醉、精神等特殊药品开具符合规定	抽查评审周期50张西药处方（含麻、精药品处方20张），并抽查3份使用麻醉药的门诊病历	不符合要求，每张处方扣0.2分，每份病历扣0.2分	4
	4.2.3 按照《医院处方点评管理规范（试行）》的要求制定医院处方点评制度，组织健全，责任明确，有处方点评实施细则和执行记录。定期对西药处方和病历进行点评，发布结果，对不合理处方进行干预	查阅评审周期的相关资料	无制度，不得分；组织不健全、责任不明确，扣0.5分；无处方点评实施细则和执行记录，扣0.5分；未定期进行点评或未发布结果，扣0.5分；未对不合理处方进行干预，扣0.5分	2

一、医师处方签名或签章式样应留样备案,医师在处方和用药医嘱中的签字或签章与留样一致

1. 与 2012 年版的比较

评价指标没有变化,评价方法由"抽查上年度处方 10 张"改为"抽查评审周期处方 10 张"。

2. **本项检查依据**

《处方管理办法》(中华人民共和国卫生部令第 53 号)。

第六条　处方医师的签名式样和专用签章应当与院内药学部门留样备查的式样相一致,不得任意改动,否则应当重新登记留样备案。

第十条　医师应当在注册的医疗机构签名留样或者专用签章备案后,方可开具处方。

3. **检查要点**

(1)分别查阅医疗管理和药学部门相关资料是否包括医师签名或签章式样。从人事管理部门调取职工人员名单,对比备案人员是否齐全及一致。

(2)随机抽取评审周期处方 10 张,对比处方签名和备案式样是否一致。

4. **迎检的难点**

(1)签名或签章式样没有同时在医疗管理和药学部门备案。

(2)新入职医师未能及时备案签名或签章式样。

(3)药学部门无法准确判断处方和医嘱用药签名或签章是否与备案式样一致。

5. **常出现的问题**

(1)医师签名或签章式样备案不全。

(2)处方(医嘱)签名与备案式样不一致。

二、医师按"医院基本用药供应目录"开具处方,药品品规与"医院基本用药供应目录"一致。处方书写规范完整,开具处方全部使用规定的药品通用名称、新活性化合物的专利药品名称和复方制剂药品名称。处方用量和麻醉、精神等特殊药品开具符合规定

1. 与 2012 年版的比较

评价指标没有变化,评价方法由"抽查上年度处方 50 张西药处方"改为"抽查评审周期处方 50 张西药处方"。

2. **本项检查依据**

(1)《医疗机构药事管理规定》(卫医政发〔2011〕11 号)。

第二十三条　医疗机构应当根据《国家基本药物目录》、《处方管理办

法》、《国家处方集》、《药品采购供应质量管理规范》等制订本机构《药品处方集》和《基本用药供应目录》，编制药品采购计划，按规定购入药品。

(2)《处方管理办法》(卫生部令第53号)。

第六条 处方书写应当符合下列规则：

患者一般情况、临床诊断填写清晰、完整，并与病历记载相一致。每张处方限于一名患者的用药。

字迹清楚，不得涂改；如需修改，应当在修改处签名并注明修改日期。

药品名称应当使用规范的中文名称书写，没有中文名称的可以使用规范的英文名称书写；医疗机构或者医师、药师不得自行编制药品缩写名称或者使用代号；书写药品名称、剂量、规格、用法、用量要准确规范，药品用法可用规范的中文、英文、拉丁文或者缩写体书写，但不得使用"遵医嘱"、"自用"等含糊不清字句。

患者年龄应当填写实足年龄，新生儿、婴幼儿写日、月龄，必要时要注明体重。

西药和中成药可以分别开具处方，也可以开具一张处方，中药饮片应当单独开具处方。

开具西药、中成药处方，每一种药品应当另起一行，每张处方不得超过5种药品。

中药饮片处方的书写，一般应当按照"君、臣、佐、使"的顺序排列；调剂、煎煮的特殊要求注明在药品右上方，并加括号，如布包、先煎、后下等；对饮片的产地、炮制有特殊要求的，应当在药品名称之前写明。

药品用法用量应当按照药品说明书规定的常规用法用量使用，特殊情况需要超剂量使用时，应当注明原因并再次签名。

除特殊情况外，应当注明临床诊断。

开具处方后的空白处划一斜线以示处方完毕。

处方医师的签名式样和专用签章应当与院内药学部门留样备查的式样相一致，不得任意改动，否则应当重新登记留样备案。

第十六条 医疗机构应当按照经药品监督管理部门批准并公布的药品通用名称购进药品。同一通用名称药品的品种，注射剂型和口服剂型各不得超过2种，处方组成类同的复方制剂1~2种。因特殊诊疗需要使用其他剂型和剂量规格药品的情况除外。

第十九条 处方一般不得超过7日用量；急诊处方一般不得超过3日用量；对于某些慢性病、老年病或特殊情况，处方用量可适当延长，但医师应当注明理由。

医疗用毒性药品、放射性药品的处方用量应当严格按照国家有关规定执行。

麻醉、精神等特殊药品的开具应符合规定《处方管理办法》(卫生部令第53号)第二十条至第二十七条的规定。

(3)《医疗机构麻醉药品、第一类精神药品管理规定》(卫医发〔2005〕438号)。

第十八条 开具麻醉药品应使用专用处方(纸质)。开具处方应书写完整、字迹清晰,写明患者姓名、性别、年龄、身份证号、病历号、疾病名称、药品名称、规格、数量、用法用量、医师签名。

医师开具麻醉、精神药品处方时,应在病历中记录。不得为他人开具不符合规定的处方或为自己开处方使用麻醉、精神药品。

第十九条 麻醉药品注射剂处方一次不超过三日用量,麻醉药品控(缓)释制剂处方一次不超过十五日用量,其他剂型的麻醉药品处方一次不超过七日用量;第一类精神药品注射剂处方一次不超过七日用量,其他剂型的第一类精神药品处方一次不超过十五日用量。

第二十条 处方的调配人、核对人应当仔细核对麻醉药品处方,签署姓名,并进行登记;对不符合规定的麻醉药品处方,处方的调配人、核对人员应当拒绝发药。

第二十一条 医疗单位对使用的麻醉药品专用处方应当专册登记。专册登记内容包括:姓名、性别、年龄、身份证号、病历号、疾病名称、药品名称、规格、数量、处方医师、处方编号、处方日期、发药人、复核人,使用《麻醉药品专用卡》时还需填写卡号、取药人姓名、身份证号。

3. 检查要点

(1)抽查评审周期内处方50张(含麻精药品处方20张),检查处方书写是否完整,药名是否规范,是否存在遵医嘱或自用等情况。

(2)抽查使用麻醉药品的门诊病历3份,检查病历书写是否规范完整,是否有知情同意书、留存材料是否有诊断证明、身份证复印件等,处方开具是否符合规定。

(3)查看医院基本用药供应目录,抽查药品品规与目录是否一致。

4. 迎检的难点

(1)处方的规范性与完整性。

(2)临时采购《基本用药供应目录》外药品的管理规范性。

5. 常出现的问题

(1)手写处方书写不规范,处方前记漏项,正文药名使用商品名,处方完毕后,没有划斜线。

(2)麻醉药品处方用法用量(给药频次、疗程)不合理。

(3)处方用量可适当延长时,没有注明理由。

三、按照《医院处方点评管理规范(试行)》的要求制定医院处方点评制度,组织健全,责任明确,有处方点评实施细则和执行记录。定期对西药处方和病历进行点评,发布结果,对不合理处方进行干预

1. 与 2012 年版的比较

评价指标没有变化,评价方法由"查阅上年度相关资料"改为"抽查评审周期相关资料"。

2. 本项检查依据

《医院处方点评管理规范(试行)》(卫医管发〔2010〕28 号)。

第五条 医院处方点评工作在医院药物与治疗学委员会(组)和医疗质量管理委员会领导下,由医院医疗管理部门和药学部门共同组织实施。

第六条 医院应当根据本医院的性质、功能、任务、科室设置等情况,在药物与治疗学委员会(组)下建立由医院药学、临床医学、临床微生物学、医疗管理等多学科专家组成的处方点评专家组,为处方点评工作提供专业技术咨询。

第七条 医院药学部门成立处方点评工作小组,负责处方点评的具体工作。

第八条 处方点评工作小组成员应当具备以下条件:①具有较丰富的临床用药经验和合理用药知识;②具备相应的专业技术任职资格:二级及以上医院处方点评工作小组成员应当具有中级以上药学专业技术职务任职资格,其他医院处方点评工作小组成员应当具有药师以上药学专业技术职务任职资格。

第九条 医院药学部门应当会同医疗管理部门,根据医院诊疗科目、科室设置、技术水平、诊疗量等实际情况,确定具体抽样方法和抽样率,其中门急诊处方的抽样率不应少于总处方量的 1‰,且每月点评处方绝对数不应少于 100 张;病房(区)医嘱单的抽样率(按出院病历数计)不应少于 1%,且每月点评出院病历绝对数不应少于 30 份。

第十条 医院处方点评小组应当按照确定的处方抽样方法随机抽取处方,并按照《处方点评工作表》(附件)对门急诊处方进行点评;病房(区)用药医嘱的点评应当以患者住院病历为依据,实施综合点评,点评表格由医院根据本院实际情况自行制定。

第十一条 三级以上医院应当逐步建立健全专项处方点评制度。专项处方点评是医院根据药事管理和药物临床应用管理的现状和存在的问题,确定点评的范围和内容,对特定的药物或特定疾病的药物(如国家基本药物、血液制品、中药注射剂、肠外营养制剂、抗菌药物、辅助治疗药物、激素等临床使用及超说明书用药、肿瘤患者和围手术期用药等)使用情况进行的处方点评。

第十二条 处方点评工作应坚持科学、公正、务实的原则,有完整、准确的书面记录,并通报临床科室和当事人。

第十三条 处方点评小组在处方点评工作过程中发现不合理处方,应当及时通知医疗管理部门和药学部门。

第十五条 处方点评结果分为合理处方和不合理处方。

第十六条 不合理处方包括不规范处方、用药不适宜处方及超常处方。

第十七条 有下列情况之一的,应当判定为不规范处方:①处方的前记、正文、后记内容缺项,书写不规范或者字迹难以辨认的;②医师签名、签章不规范或者与签名、签章的留样不一致的;③药师未对处方进行适宜性审核的(处方后记的审核、调配、核对、发药栏目无审核调配药师及核对发药药师签名,或者单人值班调剂未执行双签名规定);④新生儿、婴幼儿处方未写明日、月龄的;⑤西药、中成药与中药饮片未分别开具处方的;⑥未使用药品规范名称开具处方的;⑦药品的剂量、规格、数量、单位等书写不规范或不清楚的;⑧用法、用量使用"遵医嘱"、"自用"等含糊不清字句的;⑨处方修改未签名并注明修改日期,或药品超剂量使用未注明原因和再次签名的;⑩开具处方未写临床诊断或临床诊断书写不全的;⑪单张门急诊处方超过五种药品的;⑫无特殊情况下,门诊处方超过 7 日用量,急诊处方超过 3 日用量,慢性病、老年病或特殊情况下需要适当延长处方用量未注明理由的;⑬开具麻醉药品、精神药品、医疗用毒性药品、放射性药品等特殊管理药品处方未执行国家有关规定的;⑭医师未按照抗菌药物临床应用管理规定开具抗菌药物处方的;⑮中药饮片处方药物未按照"君、臣、佐、使"的顺序排列,或未按要求标注药物调剂、煎煮等特殊要求的。

第十八条 有下列情况之一的,应当判定为用药不适宜处方:①适应证不适宜的;②遴选的药品不适宜的;③药品剂型或给药途径不适宜的;④无正当理由不首选国家基本药物的;⑤用法、用量不适宜的;⑥联合用药不适宜的;⑦重复给药的;⑧有配伍禁忌或者不良相互作用的;⑨其他用药不适宜情况的。

第十九条 有下列情况之一的,应当判定为超常处方:①无适应证用药;②无正当理由开具高价药的;③无正当理由超说明书用药的;④无正当理由为同一患者同时开具2种以上药理作用相同药物的。

第二十条 医院药学部门应当会同医疗管理部门对处方点评小组提交的点评结果进行审核,定期公布处方点评结果,通报不合理处方;根据处方点评结果,对医院在药事管理、处方管理和临床用药方面存在的问题,进行汇总和综合分析评价,提出质量改进建议,并向医院药物与治疗学委员会(组)和医疗质量管理委员会报告;发现可能造成患者损害的,应当及时采取措施,防止损害发生。

3. 检查要点

(1)处方点评组织健全:医院药物与治疗学委员会(组)和医疗质量管理委员会下设处方点评专家组及处方点评工作小组。

(2)医院处方点评制度和实施细则完善:明确处方点评工作的组织管理、工作方法、点评标准、点评结果的应用与持续改进等内容;同时逐步建立健全专项处方点评制度。

(3)处方点评具体实施情况:原始记录完备,检查单位应保留检查周期内完整、准确的处方点评书面记录。

(4)处方点评开展的时效性:定期开展处方和病历点评,定期发布结果。

(5)明确处方点评的应用与持续改进,对不合理处方进行干预,并查看干预记录。

4. 迎检的难点

处方点评质量:评价处方规范性和适宜性(用药适应证、药物选择、用法用量、药物相互作用等),对发现潜在或存在的问题,制定干预和改进措施,促进临床药物合理应用。

5. 常出现的问题

(1)未建立处方点评制度和具体实施细则。

(2)处方点评工作小组人员资质不足,未具备相应的专业技术任职资格或中级以上药学专业技术职务任职资格。

(3)未根据医院诊疗科目、科室设置、技术水平、诊疗量等实际情况进行抽样,导致抽样率低或点评量不足。

（4）处方点评的执行记录不完整、不真实。

（5）未及时点评和发布结果。

（6）未对不合理处方进行干预并记录，处方点评结果未体现持续改进。

第三节　按照《抗菌药物临床应用指导原则》等要求，合理使用药品，并有监督机制

与2012年版相比，本节的变化主要表现为：①4.3.4的分值较前增加1分。②细化评分细则中的扣分标准，更强调制度的合理性和执行情况。4.3.1将"职责不明确不得分；未开展培训和考核，不得分"改为"职责不明确，扣2分；未开展培训和考核，扣1分"，同时新增"缺少有效证据的原始资料，扣0.5分"。4.3.2新增"未落实，扣0.5分"。③评价指标更加明确，4.3.3要求评价指标"落实到位"，4.3.4新增指标"急诊患者抗菌药物处方比例≤40%"、"Ⅰ类切口手术患者预防使用抗菌药物的时间性≤24小时；接受限制使用抗菌药物治疗住院患者微生物检验样本送检率≥50%；接受特殊使用抗菌药物治疗住院患者微生物检验样本送检率≥80%；抗菌药物使用强度（R * 100/S）≤40"，并在评分细则上明确相关扣分标准。

评价指标		评价方法	评分细则	分值
4.3 按照《抗菌药物临床应用指导原则》等要求，合理使用药品，并有监督机制（11分）	★4.3.1 药事管理组织下设抗菌药物管理小组，人员结构合理、职责明确。对医务人员进行抗菌药物合理应用培训及考核	查阅相关资料	组织不健全，或人员结构不合理，不得分；职责不明确，扣2分；未开展培训和考核，扣1分，缺少有效证据的原始资料，扣0.5分	3
	4.3.2 医院将临床科室抗菌药物合理用药情况纳入医疗质量管理考核指标		未纳入考核指标，不得分；未落实，扣0.5分	1
	4.3.3 医院制定抗菌药物临床应用和管理实施细则、抗菌药物分级管理制度，并检查落实情况，并落实到位	查阅相关资料，并抽查20张抗菌药物处方	无相关制度，不得分；制度不完善，扣0.5分；不符合要求，每张处方扣0.2分	1

评价指标	评价方法	评分细则	分值
4.3 按照《抗菌药物临床应用指导原则》等要求,合理使用药品,并有监督机制(11分)	4.3.4 门诊患者抗菌药物使用率≤20%,住院患者抗菌药物使用率≤60%,急诊患者抗菌药物处方比例≤40%;I类切口手术患者预防性抗菌药物使用率≤30%;I类切口手术患者预防使用抗菌药物的时间性≤24小时;接受限制使用抗菌药物治疗住院患者微生物检验样本送检率≥50%;接受特殊使用抗菌药物治疗住院患者微生物检验样本送检率≥80%;抗菌药物使用强度(R * 100/S)≤40	查阅评审周期相关资料,随机抽取 I 类切口抗菌药物使用病历 5 份	每超过 5 个百分点,每项指标扣 0.5 分;I 类切口手术患者预防使用抗菌药物的时间超过 24 小时,每份病历扣 0.2 分;接受限制使用抗菌药物治疗住院患者微生物检验样本送检率和接受特殊使用抗菌药物治疗住院患者微生物检验样本送检率每低于 5 个百分点,扣 0.5 分;抗菌药物使用强度每超过 5 个点,扣 0.5 分	4
	4.3.5 医院抗菌药物采购目录向卫生、中医药管理部门备案,药学部门按照目录进行采购。有特殊感染患者治疗需使用本院采购目录以外抗菌药物,可以启动临时采购程序	查阅相关资料	无抗菌药物采购目录或目录未备案,或无目录外抗菌药物临时采购相关制度与程序,不得分;未按照目录进行采购,每种扣 0.5 分	2

一、★药事管理组织下设抗菌药物管理小组,人员结构合理、职责明确。对医务人员进行抗菌药物合理应用培训及考核

本条为核心指标。

1. 与 2012 年版的比较

(1)评价指标和评价方法没有变化。

(2)2012 年版该项评审细则为"组织不健全,人员结构不合理、职责不明确,不得分;未开展培训和考核,不得分"。2017 年版改为"组织不健全,或人员结构不合理,不得分;职责不明确,扣 2 分;未开展培训和考核,扣 1 分,缺少有效证据的原始资料,扣 0.5 分"。

2. 本项检查依据

(1)《抗菌药物临床应用管理办法》(卫生部令第 84 号)。

第九条 医疗机构应当设立抗菌药物管理工作机构或者配备专(兼)职人员负责本机构的抗菌药物管理工作。

第十条 医疗机构抗菌药物管理工作机构或者专(兼)职人员的主要职责是：

贯彻执行抗菌药物管理相关的法律、法规、规章,制定本机构抗菌药物管理制度并组织实施；

审议本机构抗菌药物供应目录,制定抗菌药物临床应用相关技术性文件,并组织实施；

对本机构抗菌药物临床应用与细菌耐药情况进行监测,定期分析、评估、上报监测数据并发布相关信息,提出干预和改进措施；

对医务人员进行抗菌药物管理相关法律、法规、规章制度和技术规范培训,组织对患者合理使用抗菌药物的宣传教育。

第二十四条 二级以上医院应当定期对医师和药师进行抗菌药物临床应用知识和规范化管理的培训。

第二十五条 抗菌药物临床应用知识和规范化管理培训和考核内容应当包括：

《药品管理法》、《执业医师法》、《抗菌药物临床应用管理办法》、《处方管理办法》、《医疗机构药事管理规定》、《抗菌药物临床应用指导原则》、《国家基本药物处方集》、《国家处方集》和《医院处方点评管理规范(试行)》等相关法律、法规、规章和规范性文件；

抗菌药物临床应用及管理制度；

常用抗菌药物的药理学特点与注意事项；

常见细菌的耐药趋势与控制方法；

抗菌药物不良反应的防治。

(2)《关于印发抗菌药物临床应用指导原则(2015年版)的通知》(国卫办医发〔2015〕43号)。

第二部分 抗菌药物临床应用管理

一、医疗机构建立抗菌药物临床应用管理体系

(一)设立抗菌药物管理工作组

医疗机构应由医务、感染、药学、临床微生物、医院感染管理、信息、质量控制、护理等多学科专家组成抗菌药物管理工作组,多部门、多学科共同合作,各部门职责、分工明确,并明确管理工作的牵头单位。

二、抗菌药物临床应用实行分级管理

(三)处方权限与临床应用

　　根据《抗菌药物临床应用管理办法》规定,二级以上医院按年度对医师和药师进行抗菌药物临床应用知识和规范化管理的培训,按专业技术职称授予医师相应的处方权和药师抗菌药物处方调剂资格。

　　五、培训、评估和督查

　　(一)加强各级人员抗菌药物临床应用和管理培训

　　医疗机构应强化对医师、药师等相关人员的培训,提倡遵循本《指导原则》和基于循证医学证据的感染性疾病诊治指南,严格掌握抗菌药物尤其联合应用的适应证,争取目标治疗,减少经验治疗,确保抗菌药物应用适应证、品种选择、给药途径、剂量和疗程对患者是适宜的。

　　3. 检查要点

　　(1)查看抗菌药物管理工作组的任命文件。主要检查是否成立了抗菌药物管理工作组,人员结构是否合理、职责明确。

　　(2)对医务人员按年度进行抗菌药物合理应用培训,并定期考核。查看培训记录和考核记录的原始资料,如培训签到表、考卷、分数,并查看具有抗菌药物处方权的医生是否参加过培训和考核。

　　(3)查看培训和考核内容是否包括了《抗菌药物临床应用管理办法》(卫生部令第 84 号)第二十五条中规定的内容。

　　4. 迎检的难点

　　(1)落实抗菌药物的年度培训:新入院的员工,或是职称有变动的员工,其抗菌药物培训、考核和处方权限需要及时更新。

　　(2)培训内容设置的合理性。

　　5. 常出现的问题

　　(1)抗菌药物管理工作组没有任命文件,或是文件更新不及时,人员结构不合理。

　　(2)抗菌药物培训次数过少,甚至 2~3 年才有一次培训;或是培训考核流于形式,没有真正执行,缺乏原始资料。

　　(3)新入院,或抗菌药物处方权有变更的员工,没有进行相应的培训和考核,或原始记录不完整。

　　(4)培训内容简单、不全面、专业知识更新不及时,不能为医务人员正确合理的使用抗菌药物做出良好的指导。

　　二、医院将临床科室抗菌药物合理用药情况纳入医疗质量管理考核指标

　　1. 与 2012 年版的比较

　　评价指标无变化,评分细则更细化,与 2012 年相比增加了"未落实,扣

0.5分"这一项评分细则。

2. 本项检查依据

(1)《抗菌药物临床应用管理办法》(卫生部令第84号)。

第四十四条 医疗机构抗菌药物管理机构应当定期组织相关专业技术人员对抗菌药物处方、医嘱实施点评,并将点评结果作为医师定期考核、临床科室和医务人员绩效考核依据。

(2)《关于进一步加强抗菌药物临床应用管理工作的通知》(国卫办医发〔2015〕42号)。

切实做好抗菌药物处方点评工作。将处方点评结果作为科室和医务人员处方权授予及绩效考核的重要依据。

3. 检查要点

(1)查看医院"将临床科室抗菌药物合理用药情况纳入医疗质量管理考核指标"的相关文件,例如是否纳入职称晋升、评优评先、定期考核、收入分配、绩效考核等工作的重要内容。

(2)查看医院对科室和个人抗菌药物合理性评估结果、奖惩记录等原始材料。

4. 迎检的难点

落实文件规定的抗菌药物处方点评数量和对科室及个人的奖惩:处方点评数量达不到25%的医生,无法全面评估,从而影响奖惩制度在全院的执行。

5. 常出现的问题

(1)临床科室抗菌药物合理用药情况未纳入医疗质量管理考核指标。

(2)抗菌药物处方、医嘱点评结果未与科室及个人绩效考核、评优评先等挂钩。

三、医院制定抗菌药物临床应用和管理实施细则、抗菌药物分级管理制度,并检查落实情况,并落实到位

1. 与2012年版的比较

2017年版评价指标在2012年版基础上增加了"并落实到位",评价方法和评分细则无变化。

2. 本项检查依据

(1)《抗菌药物临床应用管理办法》(卫生部令第84号)。

第六条 抗菌药物临床应用实行分级管理。

第八条 医疗机构应当建立本机构抗菌药物管理工作制度。

第十条 贯彻执行抗菌药物管理相关的法律、法规、规章,制定本机构抗菌药物管理制度并组织实施。

(2)《医疗机构药事管理规定》(卫医政发〔2011〕11号)。

第十六条 医疗机构应当依据国家基本药物制度,抗菌药物临床应用指导原则和中成药临床应用指导原则,制定本机构基本药物临床应用管理办法,建立并落实抗菌药物临床应用分级管理制度。

(3)《2011年全国抗菌药物临床应用专项整治活动方案》(卫医政发〔2011〕56号)、《2012年全国抗菌药物临床应用专项整治活动方案》(卫医政发〔2012〕32号)、《2013年全国抗菌药物临床应用专项整治活动方案》(卫医政发〔2013〕37号)。

(4)《关于进一步加强抗菌药物临床应用管理工作的通知》(国卫办医发〔2015〕42号)。

严格落实抗菌药物临床应用管理有关法规:各医疗机构要落实抗菌药物管理责任,健全抗菌药物管理工作机构,明确工作职责,完善工作制度,细化工作流程,对抗菌药物品质、品规的遴选、采购、处方、调剂、临床应用和评价等各个环节进行全过程管理与监控。

(5)《关于印发抗菌药物临床应用指导原则(2015年版)的通知》(国卫办医发〔2015〕43号)。

第二部分 抗菌药物临床应用管理。

医疗机构建立抗菌药物临床应用管理体系:各级医疗机构应建立抗菌药物临床应用管理体系,制定符合本机构实际情况的抗菌药物临床合理应用的管理制度。

抗菌药物临床应用实行分级管理:医疗机构应当建立健全抗菌药物临床应用分级管理制度。

3. 检查要点

(1)是否制定抗菌药物临床应用和管理实施细则。

(2)是否制定抗菌药物分级管理制度。

(3)落实情况:①检查抗菌药物供应目录的品种、品规数量是否符合规定。②检查评审周期内抗菌药物供应目录调整次数,评价调整周期是否合理(调整周期原则上为2年,最短不得少于1年)。③供应目录调整后分级管理目录是否及时更新。④检查临床医师、药师是否是经过培训、考核合格后才授予医师抗菌药物处方权和药师抗菌药物调剂资格,并查看培训记录、考核资料以及相关授权文件。⑤查阅特殊使用级抗菌药物会诊人员名单,是否由感染性疾病科、呼吸科、重症医学科、微生物检验科、药学部门等具有高级专业技术职务任职资格的医师和抗菌药物专业临床药师担任。⑥利用电子处方(医嘱)系统实现医师抗菌药物处方权限的医疗机构,需从人事处随机调取医生名单,现场检查处方权限是否相符。并现场考核医师和药师对抗菌药物分级管理的知晓程度。⑦检查是否每月开展抗菌药物处方、医嘱点评,点评数量是否符合要求,并查看点评记录。检查是否对抗菌药物不合理使用情况及时采取有效干预措施。⑧检查是否建立细菌耐药预警机制,并对主要目标细菌耐药率超过 30%、40%、50% 和 75% 的抗菌药物设置预警屏障。⑨随机抽取抗菌药物处方 20 张,点评抗菌药物使用是否合理,处方医生是否有相应的处方权限,药师是否有抗菌药物处方调剂资格。⑩随机调阅使用特殊使用级抗菌药物的患者病历,检查是否有经相应的会诊人员会诊同意,是否按程序由具有相应处方权医师开具处方。

4. 迎检的难点

(1)相关制度完善与否难以全面把握,其中抗菌药物临床应用和管理实施细则未涵盖抗菌药物遴选、采购、处方、调剂、临床应用和药物评价等关键内容。

(2)新入职医师和药师未能及时经过培训、考核合格后授予医师处方权和药师抗菌药物调剂资格。

(3)特殊使用级抗菌药物会诊流于形式,会诊意见过于简单。

(4)越级使用抗菌药物未详细记录用药指征,尤其是越级应用特殊使用级抗菌药物未在 24 小时内补办相关手续。

(5)未按照规定每月开展抗菌药物处方(医嘱)点评,或点评数量无法达到要求;对抗菌药物不合理使用情况未及时采取有效干预措施。

5. 常出现的问题

(1)抗菌药品供应目录调整过于频繁。

(2)抗菌药物供应目录调整后分级管理目录未及时更新。

(3)新入职医师和药师未及时进行培训和考核,医师未授予相应处方权却可开具抗菌药物处方;药师未授予抗菌药物调剂资格却从事抗菌药物处方调配。

(4)通过信息系统设置医师处方权限时,个别医师处方权限与实际不符。

(5)特殊使用级抗菌药物会诊人员出具的会诊意见过于简单,未结合患者病情给出具体的抗感染治疗方案,不能体现专业水平。

(6)临床医生越级应用特殊使用级抗菌药物时,补办审办手续不及时,会诊时间晚于用药后 24 小时。

（7）抗菌药物处方（医嘱）点评每月接受处方点评的医师比率<25%、每位接受处方点评医师被点评处方（医嘱）数量<50份处方（或50条医嘱）。

（8）未对抗菌药物不合理使用情况采取有效干预措施或干预不及时。

四、门诊患者抗菌药物使用率≤20%，住院患者抗菌药物使用率≤60%，急诊患者抗菌药物处方比例≤40%；Ⅰ类切口手术患者预防性抗菌药物使用率≤30%；Ⅰ类切口手术患者预防使用抗菌药物的时间性≤24小时；接受限制使用抗菌药物治疗住院患者微生物检验样本送检率≤50%；接受特殊使用抗菌药物治疗住院患者微生物检验样本送检率≤80%；抗菌药物使用强度（R＊100/S）≤40

1. 与2012年版的比较

（1）评价指标新增"急诊患者抗菌药物处方比例≤40%"和"Ⅰ类切口手术患者预防使用抗菌药物的时间性≤24小时；接受限制使用抗菌药物治疗住院患者微生物检验样本送检率≥50%；接受特殊使用抗菌药物治疗住院患者微生物检验样本送检率≥80%；抗菌药物使用强度（R＊100/S）≤40"。

（2）评价方法由"查阅上年度相关资料"改成"查阅审评周期相关资料"，新增"随机抽取Ⅰ类切口抗菌药物使用病历5份"。

（3）评分细则新增"Ⅰ类切口手术患者预防使用抗菌药物的时间超过24小时，每份病历扣0.2分；接受限制使用抗菌药物治疗住院患者微生物检验样本送检率和接受特殊使用抗菌药物治疗住院患者微生物检验样本送检率每低于5个百分点，扣0.5分；抗菌药物使用强度每超过5个百分点，扣0.5分"。

（4）分值由3分提高至4分。

2. **本项检查依据**

（1）《关于进一步加强抗菌药物临床应用管理工作的通知》（国卫办医发〔2015〕42号）。

附件《抗菌药物临床应用管理评价指标及要求》中列明三级综合医院门诊患者抗菌药物使用率≤20%，住院患者抗菌药物使用率≤60%，急诊患者抗菌药物使用率≤40%；Ⅰ类切口手术预防用抗菌药物比例≤30%；接受限制使用级抗菌药物治疗的住院患者抗菌药物使用前微生物（合格标本）送检率≥50%；住院用特殊使用级抗菌药物患者病原学（合格标本）检查百分率≥80%；住院患者抗菌药物使用强度≤40。

（2）《关于印发抗菌药物临床应用指导原则（2015年版）的通知》（国卫办医发〔2015〕43号）。

附件《抗菌药物临床应用指导原则（2015年版）》

第一部分　抗菌药物临床应用的基本原则。

抗菌药物预防性应用的基本原则:"清洁手术的预防用药时间不超过24小时,心脏手术可视情况延长至48小时"。

3. 检查要点

(1)查看评审周期内的相关数据,由评审专家计算门诊、急诊、住院抗菌药物使用率,抗菌药物处方比例,微生物送检率,抗菌药物使用强度等评价指标。

(2)查看评审周期内的Ⅰ类切口手术预防用药例数和同期Ⅰ类切口手术总例数,计算Ⅰ类切口手术预防用抗菌药物。

(3)随机抽取Ⅰ类切口抗菌药物使用病历5份,判断是否需要使用抗菌药物,若需要预防用抗菌药物,使用时间是否超过24小时。

4. 迎检的难点

(1)控制Ⅰ类切口手术预防用抗菌药物比例≤30%,使用时间≤24小时。

(2)控制接受限制使用级抗菌药物治疗的住院患者抗菌药物使用前微生物送检率≥50%;住院用特殊使用级抗菌药物患者病原学检查百分率≥80%。

(3)控制抗菌药物使用强度≤40。

(4)急诊患者抗菌药物的使用率<40%。

5. 常出现的问题

(1)抗菌药物应用管理不严,急诊患者抗菌药物使用率>40%。

(2)Ⅰ类切口手术患者预防性抗菌药物管理不严,Ⅰ类切口手术预防用抗菌药物比例>30%,抽取的Ⅰ类切口手术患者预防性抗菌药物使用时间超过24小时。

(3)接受限制使用抗菌药物治疗住院患者微生物检验样本送检率不足50%。

五、医院抗菌药物采购目录向卫生、中医药管理部门备案,药学部门按照目录进行采购。有特殊感染患者治疗需使用本院采购目录以外抗菌药物,可以启动临时采购程序

1. 与2012年版的比较

评价指标没有变化。

2. 本项检查依据

(1)《抗菌药物临床应用管理办法》(卫生部令第84号)。

第十九条　医疗机构应当定期调整抗菌药物供应目录品种结构,并于每次调整后15个工作日内向核发其《医疗机构执业许可证》的卫生行政部门备案。

第二十二条　因特殊治疗需要,医疗机构需使用本机构抗菌药物供应目录以外抗菌药物的,可以启动临时采购程序。临时采购应当由临床科室提出申请,说明申请购入抗菌药物名称、剂型、规格、数量、使用对象和使用理由,经本机构抗菌药物管理工作组审核同意后,由药学部门临时一次性购入使用。

医疗机构应当严格控制临时采购抗菌药物品种和数量,同一通用名抗菌药物品种启动临时采购程序原则上每年不得超过 5 例次。如果超过 5 例次,应当讨论是否列入本机构抗菌药物供应目录。调整后的抗菌药物供应目录总品种数不得增加。

医疗机构应当每半年将抗菌药物临时采购情况向核发其《医疗机构执业许可证》的卫生行政部门备案。

(2)《卫生部办公厅关于继续深入开展全国抗菌药物临床应用专项整治活动的通知》(卫办医政发〔2012〕32 号)。

建立抗菌药物遴选和定期评估制度,加强抗菌药物购用管理。医疗机构对抗菌药物供应目录进行动态管理,清退存在安全隐患、疗效不确定、耐药严重、性价比差和违规使用的抗菌药物品种或品规。清退或者更换的抗菌药物品种或品规原则上 12 个月内不得重新进入抗菌药物供应目录。

严格控制抗菌药物购用品种、品规数量,保障抗菌药物购用品种、品规结构合理。三级综合医院抗菌药物品种原则上不超过 50 种,二级综合医院抗菌药物品种原则上不超过 35 种;口腔医院抗菌药物品种原则上不超过 35 种,肿瘤医院抗菌药物品种原则上不超过 35 种,儿童医院抗菌药物品种原则上不超过 50 种,精神病医院抗菌药物品种原则上不超过 10 种,妇产医院(含妇幼保健院)抗菌药物品种原则上不超过 40 种。同一通用名称注射剂型和口服剂型各不超过 2 种,具有相似或者相同药理学特征的抗菌药物不得重复采购。头霉素类抗菌药物不超过 2 个品规;三代及四代头孢菌素(含复方制剂)类抗菌药物口服剂型不超过 5 个品规,注射剂型不超过 8 个品规;碳青霉烯类抗菌药物注射剂型不超过 3 个品规;氟喹诺酮类抗菌药物口服剂型和注射剂型各不超过 4 个品规;深部抗真菌类抗菌药物不超过 5 个品种。医疗机构抗菌药物采购目录(包括采购抗菌药物的品种、品规)要向核发其《医疗机构执业许可证》的卫生行政部门备案。

医疗机构确因临床工作需要,采购的抗菌药物品种和品规数量超过上述规定,经核发其《医疗机构执业许可证》的卫生行政部门审核同意后,向省级卫生行政部门提出申请,并详细说明理由。由省级卫生行政部门核准其申请抗菌药物的品种和品规的数量和种类。

因特殊治疗需要,医疗机构需使用本机构抗菌药物供应目录以外抗菌药物的,可以启动临时采购程序。临时采购由临床科室提出申请,说明申请购入抗菌药物名称、剂型、规格、数量、使用对象和使用理由,经本机构药事管理与药物治疗学委员会(组)抗菌药物管理工作组审核同意后,由药学部门临时一次性购入使用。同一通用名抗菌药物品种启动临时采购程序原则上每年不得超过 5 例次。如果超过 5 例次,要讨论是否列入本机构抗菌药物供应目录。调整后的抗菌药物供应目录总品种数不得增加。

3. **检查要点**

(1)查阅相关资料是否有抗菌药物采购目录(包括采购抗菌药物的品种、剂型和规格),且在评估周期内该目录是否向卫生行政部门备案。抗菌药物采购目录调整周期原则上为 2 年,最短不得少于 1 年。

(2)查阅相关资料是否有目录外抗菌药物临时采购相关制度与程序。

(3)是否按照抗菌药物采购目录进行采购。在 4.3.3 及 4.3.4 抽取的抗菌药物处方及病例中核查其中所使用的抗菌药物是否在抗菌药物采购目录中或是否有符合规定的目录外抗菌药物临时采购的申请审批材料。

4. **迎检的难点**

(1)抗菌药物采购目录在每次调整后 15 个工作日内向卫生行政部门备案。因备案流程无办理回执,所以备案时间无法证明。

(2)医疗机构应当严格控制临时采购抗菌药物品种和数量,同一通用名抗菌药物品种启动临时采购程序原则上每年不得超过 5 例次。如果超过 5 例次,应当讨论是否列入本机构抗菌药物供应目录。

5. **常出现的问题**

(1)抗菌药物目录超出规定的品种数。

(2)抗菌药物采购目录、目录外抗菌药物临时采购情况未按要求及时备案。

(3)目录外抗菌药物临时采购程序未严格执行,材料填写不齐。

(4)目录外抗菌药物临时采购数量超出"一个患者一个疗程的使用量"的原则。

(5)目录外抗菌药物临时采购超过 5 例次,尚未讨论该品种是否列入本机构抗菌药物供应目录。

第四节　有药物安全性监测管理制度,
按照规定报告药物不良反应

与 2012 年版相比,本节 4.4.1 在分值设置上由 3 分减为 2 分,在评价指标、评价方法和评分细则上没有变化。

评价指标	评价方法	评分细则	分值
4.4 有药物安全性监测管理制度,按照规定报告药物不良反应(3分)	4.4.1 制定药品不良反应与药害事件监测报告管理的制度与程序,按照规定报告药物不良反应和药害事件。建立有效的药害事件调查、处理程序	查阅相关资料,并抽查3份病历	无药品不良反应与药害事件监测报告管理的制度与程序,或无不良反应报告记录,不得分;未按照规定上报不良反应,每例扣1分;无药害事件调查、处理程序,扣1分	2
	4.4.2 有突发事件药事管理应急预案、本院的突发事件医疗救治药品目录,有针对重大突发事件大规模调集应急药品的保障方案	查阅相关资料	无应急预案或救治药品目录或保障方案,不得分	1

一、制定药品不良反应与药害事件监测报告管理的制度与程序,按照规定报告药物不良反应和药害事件。建立有效的药害事件调查、处理程序

1. 与 2012 年版的比较

评价指标、评价方法、评分细则没有变化,分值由 3 分下调至 2 分。

2. 本项检查依据

(1)《中华人民共和国药品管理法(修订)》(中华人民共和国主席令第 45 号)。

第七十一条 国家实行药品不良反应报告制度。药品生产企业、药品经营企业和医疗机构必须经常考察本单位所生产、经营、使用的药品质量、疗效和反应。发现可能与用药有关的严重不良反应,必须及时向当地省、自治区、直辖市人民政府药品监督管理部门和卫生行政部门报告。具体办法由国务院药品监督管理部门会同国务院卫生行政部门制定。

(2)《药品不良反应报告和监测管理办法》(卫生部令第 81 号)。

第十三条 药品生产、经营企业和医疗机构应当建立药品不良反应报告和监测管理制度。药品生产企业应当设立专门机构并配备专职人员,药品经营企业和医疗机构应当设立或者指定机构并配备专(兼)职人员,承担本单位的药品不良反应报告和监测工作。

第十五条 药品生产、经营企业和医疗机构获知或者发现可能与用药有关的不良反应,应当通过国家药品不良反应监测信息网络报告;不具备在线报告条件的,应当通过纸质报表报所在地药品不良反应监测机构,由所在地药品不良反应监测机构代为在线报告。

报告内容应当真实、完整、准确。

第十八条 药品生产、经营企业和医疗机构应当建立并保存药品不良反应报告和监测档案。

第十九条 药品生产、经营企业和医疗机构应当主动收集药品不良反应，获知或者发现药品不良反应后应当详细记录、分析和处理，填写《药品不良反应/事件报告表》并报告。

第二十条 新药监测期内的国产药品应当报告该药品的所有不良反应；其他国产药品，报告新的和严重的不良反应。

进口药品自首次获准进口之日起5年内，报告该进口药品的所有不良反应；满5年的，报告新的和严重的不良反应。

第二十一条 药品生产、经营企业和医疗机构发现或者获知新的、严重的药品不良反应应当在15日内报告，其中死亡病例须立即报告；其他药品不良反应应当在30日内报告。有随访信息的，应当及时报告。

第二十七条 药品生产、经营企业和医疗机构获知或者发现药品群体不良事件后，应当立即通过电话或者传真等方式报所在地的县级药品监督管理部门、卫生行政部门和药品不良反应监测机构，必要时可以越级报告；同时填写《药品群体不良事件基本信息表》，对每一病例还应当及时填写《药品不良反应/事件报告表》，通过国家药品不良反应监测信息网络报告。

第三十一条 医疗机构发现药品群体不良事件后应当积极救治患者，迅速开展临床调查，分析事件发生的原因，必要时可采取暂停药品的使用等紧急措施。

（3）《医疗机构药事管理规定》(卫医政发〔2011〕11号)。

第二十一条 医疗机构应当建立药品不良反应、用药错误和药品损害事件监测报告制度。医疗机构临床科室发现药品不良反应、用药错误和药品损害事件后，应当积极救治患者，立即向药学部门报告，并做好观察与记录。医疗机构应当按照国家有关规定向相关部门报告药品不良反应，用药错误和药品损害事件应当立即向所在地县级卫生行政部门报告。

3. 检查要点

（1）查看有无药品不良反应与药害事件监测报告管理的制度与程序，以及药害事件调查、处理程序。

（2）抽查病历，查看是否存在病历上记录了药品不良反应但无上报记录的情况。

（3）抽取药品不良反应/事件报告表，查看是否存在上报了不良反应但病历上无记录的情况。

(4)查看定期对本单位的药品不良反应监测情况进行分析汇总的记录。

4. 迎检的难点

(1)建立完善的不良反应事件和药害事件监测报告管理的制度与程序及药害事件调查、处理程序,相关报表原始记录备查。

(2)避免出现病历上记录了药品不良反应事件但无上报记录的情况。

5. 常出现的问题

(1)缺乏药害事件监测报告管理的制度与程序及药害事件调查、处理程序。

(2)在病历上记录了药品不良反应事件但无上报记录。

(3)不良反应上报报告中的病例,未在病历中记录该不良反应的发生、处理过程及结果。

(4)不良反应报表不完善,过于简单。

二、有突发事件药事管理应急预案、本院的突发事件医疗救治药品目录,有针对重大突发事件大规模调集应急药品的保障方案

1. 与2012年版的比较

没有变化。

2. 本项检查依据

(1)《中华人民共和国突发事件应对法》(中华人民共和国主席令第六十九号)。

第三条 突发事件是指突然发生,造成或者可能造成严重社会危害,需要采取应急处置措施予以应对的自然灾害、事故灾难、公共卫生事件和社会安全事件。按照社会危害程度、影响范围等因素,自然灾害、事故灾难、公共卫生事件分为特别重大、重大、较大和一般四级。

第十八条 应急预案应当根据本法和其他有关法律、法规的规定,针对突发事件的性质、特点和可能造成的社会危害,具体规定突发事件应急管理工作的组织指挥体系与职责和突发事件的预防与预警机制、处置程序、应急保障措施以及事后恢复与重建措施等内容。

第二十三条 矿山、建筑施工单位和易燃易爆物品、危险化学品、放射性物品等危险物品的生产、经营、储运、使用单位,应当制定具体应急预案,并对生产经营场所、有危险物品的建筑物、构筑物及周边环境开展隐患排查,及时采取措施消除隐患,防止发生突发事件。

(2)2006年国务院《国家突发公共事件总体应急预案》。

物资保障。要建立健全应急物资监测网络、预警体系和应急物资生产、储备、调拨及紧急配送体系,完善应急工作程序,确保应急所需物资和生活用品的及时供应,并加强对物资储备的监督管理,及时予以补充和更新。

预案演练。各地区、各部门要结合实际,有计划、有重点地组织有关部门对相关预案进行演练。

宣传和培训。各有关方面要有计划地对应急救援和管理人员进行培训,提高其专业技能。

3. 检查要点

(1)查看医院的突发事件(包括自然灾害、事故灾难、公共卫生事件和社会安全事件)药事管理应急预案突发事件预案,查看医院是否使用易燃易爆物品(如:酒精)、危险化学品(如:液氧)、放射性物品并制定相应的药事管理应急预案。

应急预案应包括组织指挥体系与职责、突发事件的预防与预警机制、处置程序、应急保障措施等内容。

(2)查看突发事件医疗救治药品目录。实际贮存的药品与制定的药品目录相适应,实际贮存的药品数量不低于药品目录的数目、药品均在有效期之内。

(3)查看重大突发事件大规模调集应急药品的保障方案。保障方案包括发生药品短缺时,有迅速补充药品的保障措施,例如:与配送公司签订急救药品配送时间、特殊情况下配送方案或配送合同等措施。

(4)查看突发事件药事管理应急预案的培训与演练记录,每年应至少一次演练。

4. 迎检的难点

(1)药事管理应急预案目录内药品的贮存管理,药库、药房等应设立易于取出的固定区域进行贮存,并定期检查药品的数量、效期等。

(2)制定健全的应急预案,并定期针对突发事件药事管理应急预案进行培训与演练。

5. 常出现的问题

(1)应急预案不规范。

(2)没有在易于取出的固定区域集中存放救治药品,在突发事件时难以及时取得。

(3)应急预案目录与贮备药品不符。

(4)突发事件药事管理应急预案覆盖面不广,没有包括自然灾害、事故灾难、公共卫生事件和社会安全事件各种典型突发事件。

(5)没有定期针对突发事件进行培训与演练。

第三章

有关药事管理的其他评审内容

第一节 发挥中医药特色优势的措施

评价指标		评价方法	评分细则	分值
1.2 围绕医院中长期发展规划制定医院年度工作计划,有发挥中医药特色优势和提高中医临床疗效的具体措施,并按年度定期评价（10分）	1.2.6 医院对中医药特色指标(包括中医类别执业医师占执业医师总数比例、中药人员占药学人员比例、中药处方占处方总数的比例,中药饮片处方占处方总数的比例等)定期(至少每年一次)进行考核、分析	查阅评审周期相关资料,访谈相关人员2名	未定期进行考核、分析,不得分;分析不具体,扣1分;结果未应用,或无改进效果,扣0.5分;人员不知晓,每人扣0.2分	2

该项属于第一部分"中医药服务功能",第一章"发挥中医药特色优势的措施"的评审内容。

1. 与 2012 年版的比较

(1)评价方法:2012 年版评价方法为查阅评审前 3 年相关资料;2017 年版评价方法为查阅评审周期相关资料。

(2)评分细则:2012 年版未定期进行考核、分析,不得分;分析不具体,扣1.5 分。2017 年版未定期进行考核、分析,不得分;分析不具体,扣1分;结果未应用,或无改进效果,扣0.5分;人员不知晓,每人扣0.2分。增加了持续改进和随访内容。

2. 检查要点

(1)医院中长期发展规划中要体现发挥中医药特色优势和提高中医临床疗效的相关内容,医院年度工作计划,有具体措施,并按年度定期评价。

(2)年度定期评价要对各项指标现状分析、改进措施以及实施方案等有所体现；至少每年一次，并有持续改进的成效。

（3）院领导、医务部、组织人事处等相关人员要知晓。

3. 常出现的问题

（1）中医药特色指标不达标，尤其是中药人员占药学人员总数比例、中药处方占处方总数的比例，中药饮片处方占处方总数的比例不达标。

（2）持续改进成效不明显。

第二节 中医医院人员配备合理，符合国家有关规定

评价指标		评价方法	评分细则	分值
2.1 中医医院人员配备合理，符合国家有关规定（45分）	2.1.3 中药专业技术人员占药学专业技术人员总数的比例≥60%	查阅评审周期人事档案及相关证明材料	每低于标准1个百分点，扣1分	5
	2.1.7 医院院领导和医务、护理、药剂、教学、科研部门的主要负责人经过省级以上中医药政策、中医药知识和管理知识的系统培训。院长应经过国家中医药管理局中医药政策和管理知识的系统培训	查阅评审周期人事档案及相关证明材料	院长不符合要求，扣2分；其他人员不符合要求，每人扣1分	4

该项属于第一部分"中医药服务功能"，第二章"队伍建设"的评审内容。

一、中药专业技术人员占药学专业技术人员总数的比例≥60%

1. 与 2012 年版的比较

（1）评价指标：2012 年版为"中药专业技术人员占药学专业技术人员的比例≥60%"；2017 年版为"中药专业技术人员占药学专业技术人员总数的比例≥60%"。表述更加明确，减少歧义。

（2）评价方法：2012 年版为"查阅本年度人事档案及相关证明材料"；2017 年版为"查阅评审周期人事档案及相关证明材料"。可以查阅评审周期内任何年度材料"。

2. 本项检查依据

《医院中药房基本标准》（国中医药发〔2009〕4号）。

中药专业技术人员占药学专业技术人员比例至少达到20%，中医医院中药专业技术人员占药学专业技术人员比例至少达到60%。三级医院具有大

专以上学历的中药人员不低于 50%,二级医院不低于 40%。

3. 检查要点

检查中药专业技术人员任职资格,具有中药专业技术人员任职资格的人数除以药学人员总数。

二、科主任经过中医药政策和管理知识的系统培训

1. 与 2012 年版的比较

(1)评价方法:2012 年版为:查阅上年度人事档案及相关证明材料;2017年版为:查阅评审周期人事档案及相关证明材料。时间相对延长,只要在评审周期内接受了中医药政策、中医药知识和管理知识的系统培训即可。

(2)评分细则:2012 年版院长不符合要求,扣 2 分;其他不符合要求,每人扣 1 分,部分符合,酌情扣分(每人最少扣 0.5 分);2017 年版院长不符合要求,扣 2 分;其他人员不符合要求,每人扣 1 分。

(3)分值由 6 分降为 4 分。

2. **检查要点**

检查有关中医药政策和管理知识的继续教育学分证书或中医药政策和管理知识培训通知文件。

第三节 中医类别执业医师门诊诊疗行为规范,体现中医理念和思维,得到患者认同

评价指标		评价方法	评分细则	分值
3.3 中医类别执业医师门诊诊疗行为规范,体现中医理念和思维,得到患者认同(20分)	3.3.4 中药处方格式和书写符合要求	查阅评审周期的相关资料,抽查中药饮片处方20张	处方格式及书写不规范,每张处方扣 0.2 分;医院未开展定期检查,扣 2 分	3
	3.3.5 中成药(含中药注射剂、医院中药制剂)应用符合《中成药临床应用指导原则》;处方书写规范,中成药辨证使用,用法用量正确;合理配伍,符合联合用药原则	查阅评审周期相关资料,抽查中成药处方20张	处方书写不规范(无中医疾病诊断、证候诊断等)、用药不合理(不合理配伍,不符合联合用药原则等),每张处方扣 0.5 分;剂量、用法错误,每张处方扣 0.2 分;医院未开展定期检查,扣 3 分	5

该项属于第一部分"中医药服务功能",第三章"临床科室建设"的评审内容。

一、中药处方格式和书写符合要求

1. 与 2012 年版的比较

(1)2012 年版在"严格执行《中医病历书写基本规范》和《中医电子病历基本规范(试行)》,中药处方格式及书写符合相关规定"中检查。2017 年版将中药处方格式和中成药合理使用合并。在"中医类别执业医师门诊诊疗行为规范,体现中医理念和思维,得到患者认同"中检查。

(2)评审细则:2012 年版处方格式及书写不符合要求,每张处方扣 0.2 分;2017 年版处方格式及书写不规范,每张处方扣 0.2 分;医院未开展定期检查,扣 2 分。此项总分 3 分未变。

2. 本项检查依据

《中药处方格式及书写规范》(国中医药医政发〔2010〕57 号)。

第八条 中药处方应当包含以下内容。

一般项目,包括医疗机构名称、费别、患者姓名、性别、年龄、门诊或住院病历号、科别或病区和床位号等。可添列特殊要求的项目。

中医诊断,包括病名和证型(病名不明确的可不写病名),应填写清晰、完整,并与病历记载相一致。

药品名称、数量、用量、用法,中成药还应当标明剂型、规格。

医师签名和/或加盖专用签章、处方日期。

药品金额,审核、调配、核对、发药药师签名和/或加盖专用签章。

第九条 中药饮片处方的书写,应当遵循以下要求:

应当体现"君、臣、佐、使"的特点要求;

名称应当按《中华人民共和国药典》规定准确使用,《中华人民共和国药典》没有规定的,应当按照本省(区、市)或本单位中药饮片处方用名与调剂给付的规定书写;

剂量使用法定剂量单位,用阿拉伯数字书写,原则上应当以克(g)为单位,"g"(单位名称)紧随数值后;

调剂、煎煮的特殊要求注明在药品右上方,并加括号,如打碎、先煎、后下等;

对饮片的产地、炮制有特殊要求的,应当在药品名称之前写明;

根据整张处方中药味多少选择每行排列的药味数,并原则上要求横排及上下排列整齐;

中药饮片用法用量应当符合《中华人民共和国药典》规定,无配伍禁忌,有配伍禁忌和超剂量使用时,应当在药品上方再次签名;

中药饮片剂数应当以"剂"为单位;

处方用法用量紧随剂数之后,包括每日剂量、采用剂型(水煎煮、酒泡、打粉、制丸、装胶囊等)、每剂分几次服用、用药方法(内服、外用等)、服用要求(温服、凉服、顿服、慢服、饭前服、饭后服、空腹服等)等内容,例如:"每日1剂,水煎400ml,分早晚两次空腹温服";

按毒麻药品管理的中药饮片的使用应当严格遵守有关法律、法规和规章的规定。

第十条　中成药处方的书写,应当遵循以下要求:

按照中医诊断(包括病名和证型)结果,辨证或辨证辨病结合选用适宜的中成药;

中成药名称应当使用经药品监督管理部门批准并公布的药品通用名称,院内中药制剂名称应当使用经省级药品监督管理部门批准的名称;

用法用量应当按照药品说明书规定的常规用法用量使用,特殊情况需要超剂量使用时,应当注明原因并再次签名;

片剂、丸剂、胶囊剂、颗粒剂分别以片、丸、粒、袋为单位,软膏及乳膏剂以支、盒为单位,溶液制剂、注射剂以支、瓶为单位,应当注明剂量;

每张处方不得超过5种药品,每一种药品应当分行顶格书写,药性峻烈的或含毒性成分的药物应当避免重复使用,功能相同或基本相同的中成药不宜叠加使用;

中药注射剂应单独开具处方。

3. 检查要点

该项检查专家是临床医师,更关注药物使用的合理性。

二、中成药(含中药注射剂、医院中药制剂)**应用符合《中成药临床应用指导原则》。处方书写规范,中成药辨证使用,用法用量正确;合理配伍,符合联合用药原则**

1. 与2012年版的比较

(1)2012年版单独设立严格执行《中成药临床应用指导原则》。分为"辨证使用中成药(含中药注射剂)""门诊用药合理配伍,符合联合用药原则""门诊中成药使用剂量、用法正确"。2017年版把"门诊用药合理配伍,符合联合用药原则""门诊中成药使用剂量、用法正确"两项合并为一项。

(2)分值由6分降为5分。

（3）评审细则：2012 年版"无病名诊断、证候诊断，用药不合理（不合理配伍，不符合联合用药原则），每张处方扣 0.2 分；剂量、用法错误，每张处方扣 0.1 分"。2017 年版"处方书写不规范（无中医疾病诊断、证候诊断等）、用药不合理（不合理配伍，不符合联合用药原则等），每张处方扣 0.5 分；剂量、用法错误，每张处方扣 0.2 分；医院未开展定期检查，扣 3 分"。增加了检查整改的内容。

2. **本项检查依据**

《中成药临床应用指导原则》（国中医药医政发〔2010〕30 号）。

内容较多请参阅指导原则原文。

3. **检查要点**

（1）处方书写规范性：中医疾病诊断、证候诊断等。

（2）用药合理性：配伍要合理，联合用药要符合原则。

（3）剂型、剂量、用法和给药途径要正确。

（4）医院要开展定期检查，有检查记录，公布检查结果，整改有成效。

（5）关注中成药重复用药，包括中成药之间，中成药与中药饮片之间，以及含有西药成分的中成药与西药之间的重复用药。

4. **迎检的难点**

规范门诊处方难度较大，有些疾病中医诊断和证型分类存在比较大的争议；有些西医疾病无法对应中医诊断和证型；便民门诊处方规范性较差。

第四节　研制和使用一定数量的医疗机构中药制剂，中药饮片和中成药使用达到要求

	评价指标	评价方法	评分细则	分值
3.10 研制和使用一定数量的医疗机构中药制剂；中药饮片和中成药使用达到要求（15 分）	3.10.1 常年应用的医疗机构中药制剂≥30 种	查阅评审周期内医疗机构中药制剂入出库单和医疗机构制剂注册许可证	无医疗机构中药制剂，不得分；制剂每少 1 种，扣 1 分；有制剂但未生产，每种扣 0.5 分（最多扣 3 分）；临床未使用，每种扣 0.5 分	4
	★3.10.2 门诊处方中，中药（饮片、中成药、医院制剂）处方比例≥60%；中药饮片处方占门诊处方总数的比例≥30%	查阅评审周期的医疗信息报表，并抽查核实	实地检查与医院统计结果差异较大（相差±10%），不得分；每低于标准 1 个百分点，每个指标扣 1 分	4

评价指标		评价方法	评分细则	分值
3.10 研制和使用一定数量的医疗机构中药制剂;中药饮片和中成药使用达到要求(15分)	3.10.3 出院患者中应用中药饮片人次占出院患者人次的比例≥60%	查阅评审周期相资料,随机抽查20份归档病历、抽查核实	实地抽查与医院统计结果差异较大(相差±10%),扣3分;每低于标准1个百分点,扣1分;病程记录与医嘱、费用不符合,每份病历扣0.2分	4
	3.10.4 中药饮片处方数占门诊人次的比例≥50%	查阅评审周期的医疗信息报表,并抽查核实	实地检查与医院统计结果差异较大(相差±10%),不得分;每低于标准1个百分点,扣0.5分	3

该项属于第一部分"中医药服务功能",第三章"临床科室建设"的评审内容。

一、常年应用的医疗机构中药制剂≥30种

1. 与2012年版的比较

(1)评价方法:2012年版为"查阅上年度医疗机构中药制剂入出库单和医疗机构制剂注册许可证";2017年版改为"查阅评审周期内医疗机构中药制剂入出库单和医疗机构制剂注册许可证"。

(2)评分细则:2012年版为"无医疗机构中药制剂,不得分;制剂每少1种,扣1分;有制剂但未生产,每种扣0.5分(最多扣3分)";2017年版改为"无医疗机构中药制剂,不得分;制剂每少1种,扣1分;有制剂但未生产,每种扣0.5分(最多扣3分);临床未使用,每种扣0.5分"。增加了临床未使用的检查内容。(3)分值由5分降为4分。

2. **检查要点**

(1)有无医疗机构中药制剂,没有不得分。

(2)制剂的品种数,应大于等于30种。

(3)有制剂但是否生产。

(4)临床是否使用。

3. **迎检的难点**

(1)部分医疗机构没有中药制剂甚至没有制剂室。

（2）部分医疗机构经本省级食品药品监督管理局批准进行了调剂使用。上一周期评审过程中部分省市也认同为有制剂。

二、门诊处方中，中药（饮片、中成药、医院制剂）处方比例≥60%；中药饮片处方占门诊处方总数的比例≥30%

该项为核心指标。

1. 与2012年版的比较

评审细则：2012年版为"每低于标准1个百分点，每个指标扣1分"；2017年版为"实地检查与医院统计结果差异较大（相差±10%以上），不得分；每低于标准1个百分点，每个指标扣1分"。对医疗机构的诚信度进行了评价。分值由7分降为4分。

2. 检查要点

（1）中药处方包括：中药饮片、中成药、医院制剂处方。

（2）实地检查某一日实际处方情况与医院统计结果对比，相差大于±10%，判定医疗机构存在诚信度问题。

3. 迎检的难点

本项为核心指标，部分"西化"比较严重的医疗机构难以达到标准要求。

三、出院患者中应用中药饮片人次占出院患者人次的比例≥60%

1. 与2012年版的比较

为本版新增内容，分值为4分。

2. 检查要点

（1）随机抽查20份评审周期归档病历，抽查结果与医院统计结果核实，差异大于±10%，判定医疗机构存在诚信问题。

（2）病程记录要与医嘱和费用相一致。

3. 迎检的难点

（1）本项属于新增项，医疗机构在医疗数据统计中未体现，要对评审周期内的所有出院病例进行统计。

（2）部分"西化"比较严重的医疗机构，难以达到标准要求。

四、中药饮片处方数占门诊人次的比例≥50%

1. 与2012年版的比较

2017年版增加了对医疗机构诚信度评价。

2. 检查要点

抽查某一日的所有处方,实际处方或 HIS 系统数据均可,抽查结果与医院统计结果比较。差异大于±10%,判断存在诚信问题。

3. 迎检的难点

(1)门诊人次的界定。

(2)部分"西化"比较严重的医疗机构难以达到标准要求。

第五节 积极应用专科中医技术和现代医疗技术,研制和使用专科中药制剂

评价指标		评价方法	评分细则	分值
4.7 积极应用专科中医技术和现代医疗技术,研制和使用专科中药制剂(10 分)	4.7.3 临床应用的专科中药制剂品种≥3 种	查阅相关资料	每少一种,扣 1 分	2
	4.7.4 制定专科中药制剂研究计划并实施		无计划,不得分;未实施,扣 0.5 分;缺少有效证据的原始资料,扣 0.5 分	1

该项属于第一部分"中医药服务功能",第三章"重点专科建设"的评审内容。

一、临床应用的专科中药制剂品种≥3 种

1. 与 2012 年版的比较

2017 年版分值由 3 分降为 2 分。

2. 检查要点

临床应用的专科中药制剂品种需要通过查阅病例、门诊处方判断。

3. 迎检的难点

部分专科使用医疗机构制剂较少。

二、制定专科中药制剂研究计划并实施

1. 与 2012 年版的比较

评价细则,2012 年版为"无计划,不得分;未实施,扣 0.5 分。"2017 年版为"无计划,不得分;未实施,扣 0.5 分;缺少有效证据的原始资料,扣 0.5 分"。增加了提供有效证据的原始资料。

2. 检查要点

（1）专科中药制剂研究要有计划并组织实施。

（2）有效证据的原始资料应包括：协定处方、研究病例、总结等。

3. 迎检的难点

按照医疗机构制剂注册管理办法的要求准备资料。

第六节 参照中医医院环境形象建设范例，开展中医医院环境形象体系建设

	评价指标	评价方法	评分细则	分值
7.5 参照中医医院环境形象建设范例，开展中医医院环境形象体系建设（6分）	★7.5.2 门诊走廊、候诊区和住院部走廊宣传中医药知识，使用中医病名和中医术语，并与所在科室的中医药特色相结合，中药候药区宣传中医药相关知识	实地考查	不符合要求，不得分	4

该项属于第一部分"中医药服务功能"，第七章"文化建设"的评审内容。

1. 与 2012 年版的比较

评审细则：2012 年版为"门诊走廊、候诊区和住院部走廊未宣传中医药知识，每个区域扣 5 分；未使用中医病名或中医术语，每个区域扣 3 分；未与科室特色相结合，每科扣 2 分；中药候药区未宣传中医药相关知识，扣 5 分；宣传不充分，扣 3 分"。2017 年版改为"不符合要求，不得分"，只要发现一处不符，不得分。分值由 20 分降为 4 分。

2. 检查要点

（1）实地查看门诊走廊、候诊区、住院部走廊、中药候药区。

（2）医疗科室的宣传要使用中医病名和中医术语，并与所在科室的中医药特色相结合；中药候药区要宣传中医药相关知识。

第七节 规范激素、肠道外营养、抗菌药物、化学治疗药物等重点治疗药物的使用

该项属于第二部分"综合服务功能"，第三章"医疗质量"中"住院诊疗管理"。

评价指标		评价方法	评分细则	分值
3.5.4 规范激素、肠道外营养、抗菌药物、化学治疗药物等重点治疗药物的使用（4分）	3.5.4.1 抗菌药物使用指征明确,使用规范	查阅评审周期相关资料,随机抽查使用抗菌药物、肠外营养、激素、化学治疗药物每类各 2 份病历	相关文件不完善,不得分;使用不规范,每份扣 0.5 分	2
	3.5.4.2 有肠外营养疗法规范或指南,由药学部门按处方（医嘱）集中配制肠道外营养注射剂,并符合注射剂配制 GMP 规范要求;不具备药学部门集中配制条件,由药学部门培训与考核合格的注册护理人员配制。肠道外营养疗法使用合理		无相关文件,或资料不完善,不得分;配制不规范,每发现一处扣 0.3 分;使用不合理,每份扣 0.5 分	1
	3.5.4.3 有激素与化学治疗药物指南或规范、风险管控措施,使用合理		无相关文件,或资料不完善,不得分;使用不规范,每份扣 0.5 分	1

本节为新增部分。

一、抗菌药物使用指征明确,使用规范

1. 本项检查依据

《抗菌药物临床应用管理办法》(卫生部令第 84 号)。

2. 检查要点

(1)建立抗菌药物使用规范,明确使用指征。

(2)随机抽查使用抗菌药物病历,检查抗菌药物使用是否规范。

二、有肠外营养疗法规范或指南,由药学部门按处方(医嘱)集中配制肠道外营养注射剂,并符合注射剂配制 GMP 规范要求;不具备药学部门集中配制条件,由药学部门培训与考核合格的注册护理人员配制。肠道外营养疗法使用合理

1. 本项检查依据

《静脉用药集中调配质量管理规范》(卫办医政发〔2010〕62 号)。

2. 检查要点

(1)医疗机构采用集中调配和供应静脉用药的,应当设置静脉用药调配中心(室);符合《静脉用药集中调配质量管理规范》的要求;其操作符合静脉用药集中调配操作规程要求。

(2)不具备药学部门集中配制条件,药学部门培训与考核合格的注册护理人员配制;要有培训记录和合格证明。

(3)随机抽查使用肠外营养药物的病历,检查肠外营养药物使用是否规范合理。

3. 迎检的难点

部分医疗机构没有建立 PIVAS。

三、有激素与化学治疗药物指南或规范、风险管控措施,使用合理

1. 本项检查依据

《糖皮质激素类药物临床应用指导原则》(卫办医政发〔2011〕23 号)。

2. 检查要点

(1)建立本医疗机构激素和化学治疗药物的指南或规范。

(2)有本医疗机构激素和化学治疗药物的风险管控措施。

(3)随机抽查激素和化学治疗药物的病历,检查激素和化学治疗药物使用是否规范合理。

3. 迎检的难点

部分医疗机构没有激素和化学治疗药物的相关规范要求,临床使用规范性存在问题。

附　录

附录1　中药药事管理部分表格

表1　中药饮片供应商评估表(5.3.1)

供应企业:_____　　　　评估时间

	证照名称	有无证照/资料	是否符合规定	备注
证照资质	1. 企业法人营业执照	有(　)无(　)	是(　)否(　)	
	2. 药品生产许可证或药品经营许可证	有(　)无(　)	是(　)否(　)	
	3. GMP 证书	有(　)无(　)	是(　)否(　)	
	4. GSP 证书	有(　)无(　)	是(　)否(　)	
	5. 销售人员的授权委托书、资格证明、身份证	有(　)无(　)	是(　)否(　)	
	6. 质量保证协议书	有(　)无(　)	是(　)否(　)	
	7. 廉洁协议书	有(　)无(　)	是(　)否(　)	
经营范围评估	经营项目	是否可以经营		备注
	1. 中药饮片	是(　)否(　)		
	2. 医疗用毒性中药饮片	是(　)否(　)		
	3. 麻醉药品(罂粟壳)	是(　)否(　)		
	4. 野生动物经营许可	是(　)否(　)		
饮片质量评估	评估项目	是否符合规定		备注
	1. 中药饮片名称是否规范	是(　)否(　)		
	2. 中药饮片包装是否标示生产批号	是(　)否(　)		
	3. 中药饮片包装是否符合要求	是(　)否(　)		
	4. 包装称量是否与标示一致	是(　)否(　)		
	5. 药检报告检查内容是否按标准全检	是(　)否(　)		
	6. 中药饮片质量抽检情况			

续表

服务质量评估	评估项目	情况汇总	备注
	1. 送货及时率		
	2. 送货量与计划量相符率		
	3. 退货率		
	4. 送检次数及检验结果		

评估结果:优秀(　)合格(　)不合格(　)

评估意见建议:

评估小组签字(医院公章)
年　　月　　日

被评估企业信息反馈意见:　　　　同意　(　)　　不同意　(　)

不同意理由:

被评估企业负责人签字(企业公章)
年　　月　　日

表2　中药饮片购入计划审批表(5.3.1)

·日期						单位:kg	
供货单位							
送货时间							
品名	包装规格	产地	质量等级	数量	价格	备注	

计划人:　　　　　药学部主任:　　　　　分管院长:

表3　中药饮片生产企业评估表(5.3.1)

企业名称		所有资质文件是否符合国家标准		是□　　否□
地址		电话		法人代表

评估项目及内容

一、供应商基本情况（20分）	1. 厂区面积　　　　　　　　　　　　　　m²	
	2. 企业职工总人数　　　人　　　　中药专业技术人员总数　　　人	
	3. GMP 或 GSP 认证及控制流程　　　有□　无□　严格□　不严格□	
	4. 规章制度及执行情况　　　　　　有□　无□　严格□　不严格□	
	5. 生产及供货能力　　　　　　　　　能满足□　　　不能满足□	
	6. 毒性中药炮制资质　　　　　　　　有□　　　　无□	
	7. 麻醉中药的销售资质　　　　　　　有□　　　　无□	
	8. 国家中药动植物保护品种的销售资质　有□　　　　无□	
	9. 国家实行批准文号管理的中药饮片　有□　　　　无□	
	10. 检验室　　　　　　　　　　　　有□　　　　无□	
二、生产区域(15分)	1. 通过 GMP 认证的生产车间面积　　　　　m²（附生产车间照片）	
	2. 生产工艺流程及相关制度　完整□　不完整□	
	3. 生产供应能力　　　　能满足□　不能满足□	
	4. 生产技术设备　　　　先进□　　一般□　落后□（附设备明细）	
	5. 员工操作能力　　　　规范□　　不规范□	
	6. 生产管理环节　　　　严格□　　一般□　　松散□	
	7. 生产记录　　　　　有　□　　无　□	
	8. 员工操作技能培训　有　□　　无　□	
	9. 中药专业技术人员人数　　　　　　　人	
三、炮制技术(10分)	1. 是否符合现行版《中国药典》及相关规范要求　符合□　不符合□	
	2. 炮制辅料验收记录及使用记录　有□　　无□　　　其他□	
	3. 中药饮片炮制经验及能力　　　规范□　基本规范□　不规范□	
	4. 毒性中药炮制及能力　　　　　规范□　基本规范□　不规范□	

四、包装区域(15分)	1. 包装车间面积	m²(附包装车间照片)	
	2. 地面、墙壁、屋顶或天花板	清洁□	不清洁□
	3. 照明设备	良好□	一般□
	4. 包装设备供应能力	能满足□	不能满足□
	5. 包装环节管理流程及相关制度	完整□	不完整□
	6. 包装记录	有□	无□
	7. 是否在整洁、离地、离墙的区域	是□	否□
	8. 剂量衡器　合格□　不合格□(附技术监督部门检验合格证)		
	9. 内、外包装材质	合格□	不合格□
	10. 温湿度记录	有□	无□
五、仓储区域(20分)	1. 仓库面积　m²　冷库面积　m²(附仓库及冷库照片)		
	2. 仓库地面、墙壁、屋顶或天花板	清洁□	不清洁□
	3. 仓库养护设施(虫蛀、发霉、鼠咬等变异现象)有□		无□
	4. 药材及饮片分库储藏	是□	否□
	5. 储藏管理流程及相关制度	有□	无□
	6. 温湿度记录	有□	无□
六、检验区域(15分)	1. 面积　m²		
	2. 仪器的操作规范及使用记录	有□	无□
	3. 仪器的校验	有□	无□
	4. 检验设备　先进□	一般□	落后□
	5. 检验经验　丰富□	一般□	无经验□
	6. 检验能力　强□	一般□	无能力□
	7. 现行版《中国药典》及相关规范检验要求	符合□	不符合□
	8. 温湿度记录	有□	无□
其他(5分)	1. 交货情况	及时□	不及时□
	2. 运输根据需要灵活处理	是□	否□

表 4　中药饮片入库验收记录（5.3.2）

日期	药品名称	单位	数量	产地	供货单位	生产企业	生产批号	生产日期	合格标识	质检报告	经验鉴别	验收结果	结论

质检人员签字：

库管人员签字：

表 5　药学部冰箱温度记录表（5.3.3）

年　月

日期	记录时间	冷藏室温度（℃）	超范围采取的措施	调整温度（℃）	记录人	记录时间	冷藏室温度（℃）	超范围采取的措施	调整温度（℃）	记录人
1	10:00a. m.					4:00p. m.				
2	10:00a. m.					4:00p. m.				
3	10:00a. m.					4:00p. m.				
4	10:00a. m.					4:00p. m.				
5	10:00a. m.					4:00p. m.				
6	10:00a. m.					4:00p. m.				
7	10:00a. m.					4:00p. m.				
8	10:00a. m.					4:00p. m.				
9	10:00a. m.					4:00p. m.				
10	10:00a. m.					4:00p. m.				
11	10:00a. m.					4:00p. m.				
12	10:00a. m.					4:00p. m.				
13	10:00a. m.					4:00p. m.				
14	10:00a. m.					4:00p. m.				
15	10:00a. m.					4:00p. m.				
16	10:00a. m.					4:00p. m.				
17	10:00a. m.					4:00p. m.				
18	10:00a. m.					4:00p. m.				

续表

日期	记录时间	冷藏室温度（℃）	超范围采取的措施	调整温度（℃）	记录人	记录时间	冷藏室温度（℃）	超范围采取的措施	调整温度（℃）	记录人
19	10:00a.m.					4:00p.m.				
20	10:00a.m.					4:00p.m.				
21	10:00a.m.					4:00p.m.				
22	10:00a.m.					4:00p.m.				
23	10:00a.m.					4:00p.m.				
24	10:00a.m.					4:00p.m.				
25	10:00a.m.					4:00p.m.				
26	10:00a.m.					4:00p.m.				
27	10:00a.m.					4:00p.m.				
28	10:00a.m.					4:00p.m.				
29	10:00a.m.					4:00p.m.				
30	10:00a.m.					4:00p.m.				
31	10:00a.m.					4:00p.m.				

重要事件记录

表6　药学部室内温度、湿度记录表(5.3.3)

部门：　　　　　　　位置：　　　　　　　　　　　　　　　　　年　月

日期	记录时间	温度(℃)	湿度(%)	异常处理	记录人	记录时间	温度(℃)	湿度(%)	异常处理	记录人	备注
1	10:00a. m.					4:00p. m.					
2	10:00a. m.					4:00p. m.					
3	10:00a. m.					4:00p. m.					
4	10:00a. m.					4:00p. m.					
5	10:00a. m.					4:00p. m.					
6	10:00a. m.					4:00p. m.					
7	10:00a. m.					4:00p. m.					
8	10:00a. m.					4:00p. m.					
9	10:00a. m.					4:00p. m.					
10	10:00a. m.					4:00p. m.					
11	10:00a. m.					4:00p. m.					
12	10:00a. m.					4:00p. m.					
13	10:00a. m.					4:00p. m.					
14	10:00a. m.					4:00p. m.					
15	10:00a. m.					4:00p. m.					
16	10:00a. m.					4:00p. m.					
17	10:00a. m.					4:00p. m.					
18	10:00a. m.					4:00p. m.					

续表

日期	记录时间	温度（℃）	湿度（%）	异常处理	记录人	记录时间	温度（℃）	湿度（%）	异常处理	记录人	备注
19	10:00a. m.					4:00p. m.					
20	10:00a. m.					4:00p. m.					
21	10:00a. m.					4:00p. m.					
22	10:00a. m.					4:00p. m.					
23	10:00a. m.					4:00p. m.					
24	10:00a. m.					4:00p. m.					
25	10:00a. m.					4:00p. m.					
26	10:00a. m.					4:00p. m.					
27	10:00a. m.					4:00p. m.					
28	10:00a. m.					4:00p. m.					
29	10:00a. m.					4:00p. m.					
30	10:00a. m.					4:00p. m.					
31	10:00a. m.					4:00p. m.					
重要事件记录											

表7 中药饮片养护参考目录(2015年版《中国药典》)(5.3.3)

既防蛀又防霉

巴戟天、板蓝根、炒瓜蒌子、陈皮、地黄、地龙、独活、防己、佛手、瓜蒌、瓜蒌皮、瓜蒌子、厚朴花、虎杖、黄精、鸡血藤、金钱白花蛇、金荞麦、九香虫、菊花、橘核、灵芝、罗汉果、梅花、南板蓝根、胖大海、蕲蛇、前胡、沙棘、商陆、使君子、娑罗子、天冬、天南星、甜瓜子、乌梢蛇、蜈蚣、五加皮、仙茅、香橼、玄参、芫花、洋金花、玉竹、制天南、竹茹、紫花前胡。

既防潮又防霉

当归、翻白草、甘松、藁本、哈蟆油、红花、红景天、红芪、槐花、黄芪、金银花、款冬花、莲子心、两面针、龙眼肉、明党参、木瓜、藕节、蒲公英、蒲黄、桑白皮、山银花、麝香、太子参、野菊花、炙红芪、炙黄芪。

防　潮

百部、暴马子皮、蟾酥、车前子、赤石脂、川木通、川牛膝、大青盐、当归、断血流、儿茶、翻白草、茯苓、茯苓皮、浮萍、黑顺片、白附片、甘松、藁本、狗脊、关黄柏、广藿香、哈蟆油、红花、红花龙胆、红景天、红芪、槐花、黄柏、黄芪、黄芩、芥子、金银花、苦楝皮、款冬花、刺五加、莲房、莲子心、两面针、凌霄花、龙眼肉、鹿衔草、麻黄、马齿苋、麦冬、满山红、密蒙花、明党参、木瓜、木香、闹羊花、牛黄、牛膝、藕节、蒲公英、蒲黄、人参叶、人工牛黄、桑白皮、山麦冬、山银花、麝香、干石斛、松花粉、太子参、铁皮石斛、乌梅、玄明粉、旋覆花、野菊花、茵陈、皂矾(绿矾)、知母、炙红芪、炙黄芪、紫菀。

防　霉

巴戟天、板蓝根、炒瓜蒌子、陈皮、大青叶、地黄、地龙、独活、防己、佛手、瓜蒌、瓜蒌皮、瓜蒌子、厚朴花、虎杖、黄精、黄藤、鸡血藤、蒺藜、金钱白花蛇、金荞麦、九香虫、菊花、橘核、连钱草、莲须、灵芝、罗汉果、梅花、南板蓝根、南五味子、胖大海、蕲蛇、前胡、沙棘、商陆、石菖蒲、使君子、水牛角、娑罗子、体外培育牛黄、天冬、天南星、甜瓜子、乌梢蛇、蜈蚣、五加皮、五味子、仙茅、香橼、玄参、鸭跖草、芫花、洋金花、玉竹、制天南星、竹茹、紫花、前胡。

防　蛀

巴戟天、白扁豆、白附子、白蔹、白芍、白术、白芷、柏子仁、斑蝥、板蓝根、半夏、北沙参、荜茇、鳖甲、槟榔、草乌、柴胡、炒瓜蒌子、陈皮、赤小豆、楮实子、川贝母、川楝子、川乌、川芎、椿皮、大豆黄卷、大黄、大枣、大皂角、胆南星、淡豆豉、当归、党参、刀豆、稻芽、地肤子、地黄、地龙、地榆、冬虫夏草、豆蔻、独活、莪术、翻白草、防风、防己、榧子、粉葛、蜂房、佛手、干姜、甘草、甘松、甘遂、藁本、葛根、蛤蚧、谷芽、瓜蒌、瓜蒌皮、瓜蒌子、瓜子金、龟甲、哈蟆油、海龙、海马、何首乌、核桃仁、荷叶、黑豆、黑芝麻、红参、红花、红景天、红芪、厚朴花、湖北贝母、槲寄生、虎杖、华山参、化州柚、槐花、槐角、黄精、黄芪、火麻仁、鸡内金、鸡血藤、姜半夏、僵蚕、焦槟榔、金果榄、金钱白花蛇、金荞麦、金银花、金樱子、锦灯笼、京大戟、九香虫、桔梗、菊花、橘核、橘红、苦杏仁、款冬花、莱菔子、狼毒、荔枝核、莲子、莲子心、两面针、灵芝、龙眼肉、鹿茸、罗汉果、麦芽、猫爪草、毛诃子、梅花、明党参、木瓜、南板蓝根、南沙参、藕节胖大海、炮姜、片姜黄、平贝母、蒲公英、蒲黄、蕲蛇、千金子、千金子霜、前胡、芡实、羌活、青果、清半夏、全蝎、人参、肉苁蓉、肉豆蔻、三棱、三七、桑白皮、桑寄生、桑螵蛸、桑椹、沙棘、山药、山银花、山楂、山茱萸、商陆、蛇蜕、麝香、使君子、柿蒂、水飞蓟、水蛭、酸枣仁、娑罗子、太子参、桃仁、天冬、天花粉、天葵子、天麻、天南星、甜瓜子、土鳖虫、乌梢蛇、乌药、蜈蚣、五加皮、西洋参、仙茅、香附、香橼、薤白、续断、玄参、亚麻子、延胡索、芫花、洋金花、野菊花、伊贝母、薏苡仁、银柴胡、罂粟壳、玉竹、郁金、郁李仁、月季花、泽泻、浙贝母、蜘蛛香、枳壳、枳实、制草乌、制川乌、制何首乌、制天南星、炙甘草、炙红芪、炙黄芪、重楼、珠子参、猪牙皂、竹节参、竹茹、紫花前胡、紫苏子。

避　光
番泻叶、人工牛黄、西红花、猪胆粉。

遮　光
红粉、牛黄、轻粉、麝香、体外培育牛黄。

密　闭
阿胶、阿魏、艾片、炒瓜蒌子、沉香、虫白蜡、豆蔻、枫香脂、盐附子、干漆、龟甲胶、红参、红粉、胡椒、滑石粉、菊花、鹿角胶、鹿茸、马钱子粉、芒硝、玫瑰花、牛黄、轻粉、人参、麝香、苏合香、体外培育牛黄、天然冰片、天竺黄、西瓜霜、西红花、西洋参、雄黄、玄明粉、珍珠。

密　封
人工牛黄、猪胆粉。

防　火
干漆、硫黄。

阴凉处
艾片、虫白蜡、枫香脂、蜂蜡、蜂蜜、牡荆叶、人工牛黄、天然冰片、阿魏、矮地茶、艾叶、安息香、八角茴香、巴豆、巴豆霜、白术、白芷、柏子仁、荜茇、荜澄茄、蓖麻子、薄荷、苍术、草豆蔻、草果、炒瓜蒌子、沉香、陈皮、臭灵丹草、川木香、川牛膝、川芎、大蓟炭、大蒜、当归、丁香、冬虫夏草、豆蔻、翻白草、防风、榧子、佛手、盐附子、干姜、甘松、高良姜、藁本、蛤蚧、瓜蒌、瓜蒌皮、瓜蒌子、广藿香、广枣、桂枝、海龙、海马、核桃仁、鹤虱、黑种草子、红参、红大戟、红豆蔻、红花、胡椒、化州柚、火麻仁、姜黄、降香、金银花、筋骨草、荆芥、荆芥穗、荆芥穗炭、荆芥炭、菊花、菊苣、橘红、苦杏仁、老鹳草、雷丸、两头尖、羚羊角、芦荟、鹿茸、罗布麻叶、麦冬、满山红、没药、玫瑰花、梅花、母丁香、牡丹皮、木瓜、牛黄、牛膝、炮姜、佩兰、片姜黄、千金子、千金子霜、千年健、前胡、羌活、青蒿、青皮、青叶胆、茼麻子、人参、人参叶、肉豆蔻、肉桂、乳香、三白草、三七、砂仁、山麦冬、山柰、山银花、麝香、生姜、蓍草、石榴皮、水飞蓟、苏合香、酸枣仁、檀香、桃仁、天山雪莲、土木香、乌梅、乌药、吴茱萸、西洋参、细辛、香附、香加皮、香薷、香橼、小茴香、辛夷、徐长卿、血竭、亚麻子、岩白菜、野菊、野马追、鲜益母草、益智、茵陈、油松节、余甘子、鲜鱼腥草、郁李仁、月季花、皂矾(绿矾)、枳壳、枳实、重楼、猪胆粉、紫花前胡、紫苏叶、紫菀。

表 8　中药饮片养护记录（5.3.3）

部门：

记录时间：

小包装饮片（　）　　散装饮片（　）　　颗粒剂（　）

药品名称	批号	养护检测内容						质量状况		处理方法	养护人	备注
		虫蛀	发霉	泛油	潮解	变色	其他	合格	不合格			

表 9　麻醉药品（罂粟壳）登记专账（5.3.4）

品名：　　　规格：　　　单位：

日期	凭证号	购进单位或领用部门	产地	批号	生产日期	生产企业	收入数量	发出数量	结存数量	验收人/发药人	领药人	复核人

表 10　麻醉药品（罂粟壳）发放登记本（5.3.4）

患者姓名	性别	年龄	身份证号码	诊断	数量	处方编号	处方日期	发药人	复核人	取药人	备注

表11　麻醉药品（罂粟壳）入库验收记录本(5.3.4)

品名：

日期	凭证号	品名	规格	单位	数量	产地	批号	生产日期	生产企业	供货单位	合格证	质量情况	验收结论	验收人	保管人

表12　医疗用毒性中药饮片登记专账(5.3.4)

单位：

品名：　　　　规格：

日期	凭证号	购进单位或领用部门	产地	批号	生产日期	生产企业	收入数量	发出数量	结存数量	验收人发药人	领药人	复核人

表 13 医疗用毒性中药饮片入库验收记录本（5.3.4）

日期	凭证号	品名	规格	单位	数量	产地	批号	生产日期	生产企业	供货单位	合格证	质量情况	验收结论	验收人	保管人

表 14 医疗用毒性中药饮片发放登记本（5.3.4）

患者姓名	性别	年龄	诊断	药品名称	数量	处方医师	处方编号	处方日期	发药人	复核人	取药人	备注

表15　煎药室消毒记录(5.3.7)

消毒时间	年　　月　　日		
消毒内容	煎药机□　　　工作台□　　　　地面□　　　器皿□		
消毒剂	1. ＊＊＊＊＊　□	2. ＊＊＊＊　□	3. 75%乙醇　□

消毒过程:

将洗涤洁净的煎药锅加入清水煮沸30分钟	是□　　否□		
用75%乙醇消毒已清洁的工作台面和盛药容器	是□　　否□		
用稀释的消毒液消毒地面	是□　　否□		

操作人:　　　　　　　复核人:

消毒情况	是否符合要求　　　是□　　　　否□
监控人	
备注	

注:1. 煎药室每周全面消毒一次,消毒剂必须每季度更换。

　　2. 消毒剂根据医疗机构实际情况合理选择。

表16　药学部煎药室征求医务人员意见表(5.3.7)

年　月　日

住院科室:＿＿＿＿＿＿＿＿

一、您对煎药室人员的服务态度评价:

1. 满意□　　2. 比较满意□　　3. 一般□　　4. 不满意□

其他意见/建议＿＿＿＿＿＿＿＿

二、您对煎药室人员接听电话的评价:

1. 满意□　　2. 比较满意□　　3. 一般□　　4. 不满意□

其他意见/建议＿＿＿＿＿＿＿＿

三、煎药室处理特殊情况(病人的转科、查对药、医嘱调整等)能否配合病区要求:

1. 配合□　　2. 基本配合□　　3. 一般□　　4. 不配合□

其他意见/建议＿＿＿＿＿＿＿＿

四、您对煎药室送药时间的评价:

1. 按时□　　2. 基本按时□　　3. 一般□　　4. 不按时□

其他意见/建议＿＿＿＿＿＿＿＿

五、您对煎药室急煎药的处理效率评价:

1. 满意□　　2. 比较满意□　　3. 一般□　　4. 不满意□

其他意见/建议＿＿＿＿＿＿＿＿

六、煎药室在近段时间是否发生送错药剂:

1. 没有□　　2. 偶尔发生□　　3. 经常发生□

如果有请说明具体时间＿＿＿＿＿＿＿＿

七、煎药室在近段时间是否发生漏送药剂:

1. 没有 □　　2. 偶尔发生 □　　3. 经常发生 □

如果有请说明具体时间_____

八、您对中药壶的卫生状况评价:

1. 洁净 □　　2. 基本洁净 □　　3. 一般 □　　4. 不洁净 □

其他意见/建议_____

九、煎药室送药时中药壶回收情况:

1. 及时回收 □　　2. 当天分次回收 □　　3. 当天回收一次 □　　4. 隔天回收 □

其他意见/建议_____

十、病区患者对煎药质量的反映:

1. 满意 □　　2. 比较满意 □　　3. 一般 □　　4. 不满意 □

十一、您对改进煎药室工作的意见或建议:

签名:

备注:药学部对征求意见进行汇总、分析、反馈,持续改进。

表17　药学部煎药室征求住院患者意见表(5.3.7)

年　月　日

一、您对煎药室人员的服务态度评价:

1. 满意 □　　2. 比较满意 □　　3. 一般 □　　4. 不满意 □

其他意见/建议_____

二、您对煎药室送药时间的评价:

1. 按时 □　　2. 基本按时 □　　3. 一般 □　　4. 不按时 □

其他意见/建议_____

三、您对煎药质量的反映:

1. 满意 □　　2. 比较满意 □　　3. 一般 □　　4. 不满意 □

其他意见/建议_____

四、您对中药壶的卫生状况评价:

1. 洁净 □　　2. 基本洁净 □　　3. 一般 □　　4. 不洁净 □

其他意见/建议_____

五、您对改进煎药室工作的意见或建议:

患者签名:

备注:药学部对征求意见进行汇总、分析、反馈,持续改进。

表 18 中药煎煮质量监测抽查记录表（5.3.7）

日期：

门诊（　） 住院（　）

科室	患者姓名	床号	剂数	煎剂用法		浸泡时间	煎煮时间		特殊煎煮法			焦煳味		药渣		其他情况		药液量（ml）	煎药人	监测结果	质检人
				内服	外用		一煎	二煎	先煎	后下	其他	有	无	白心	硬心	有	无				

表 19 中药煎煮操作记录表（5.3.11）

日期	科室	病人姓名	床号	剂数	煎剂用法		浸泡时间	煎煮类别	煎煮时间		特殊煎煮			焦煳味		药渣		其他异常		药液量（ml）	袋数	煎药结束时间	煎药人
					内服	外用			第一煎起止时间	第二煎起止时间	先煎	后下	其他	有	无	硬心	白心	有	无				

备注：煎煮类别 A 类：滋补药物；B 类：一般药物；C 类：解表、清热、芳香药物

表 20　中药急煎操作记录表（5.3.12）

日期	科室	患者姓名	剂数	制剂	类别	煎剂用法 内服	煎剂用法 外用	浸泡时间	煎煮时间 第一煎起止时间	煎煮时间 第二煎起止时间	特殊煎煮 先煎	特殊煎煮 后下	特殊煎煮 其他	焦糊味 有	焦糊味 无	药渣 硬 心	药渣 白 心	其他 有	其他 无	药液量（ml）	袋数	取药时间	煎药人	备注

备注：煎煮类别——A 类：滋补药物；B 类：一般药物；C 类：解表、清热、芳香药物

表21　门诊中药饮片临床应用评价表(5.4.2)

医院名称：　　　　　　　　　时间：　　年　　月

处方编号	1	2	3	4	5	6	7	8	9	10
科室										
医师										
医师工号										
有诊断										
有中医证型										
一般项目填写清楚,准确齐全,规范										
处方味数(味)										
处方味数适当										
处方剂数(剂)										
不超七天用量,超过注明延长用量理由										
处方总金额(元)										
单剂处方金额(元)										
单剂处方金额适当										
煎煮及用药方法适当										
修改处、药品超量及禁忌用药有签名										
药品名称、剂量及单位书写规范										
按要求写调剂、煎煮要求										
辨证用药										
所选药物剂型、炮制品合适										
饮片用量合适										
无禁忌用药(配伍禁忌、妊娠禁忌及证候禁忌等)										
无重复给药										
有医师、药师签名和/或签章										
备注(不规范合理处方的详情补充)										

表 22 住院中药饮片临床应用评价表(5.4.2)

医院名称: 　　　　　　时间: 　　年　　月

编号	1	2	3	4	5	6	7	8	9	10	11
患者姓名											
住院号											
科室											
医师											
有诊断											
有中医证型											
处方味数(味)											
处方味数适当											
处方剂数(剂)											
有煎煮及用药方法											
药品名称、剂量及单位书写规范											
按要求写调剂、煎煮要求											
病程记录完整且分析得当											
辨证用药											
诊断与辨证依据正确											
药物调整依据完整、充分											
所选药物剂型、炮制品合适											
饮片用量合适											
无禁忌用药(配伍禁忌、妊娠禁忌及证候禁忌等)											
无重复给药											
与西成药联用适当											
备注(不规范处方的详情补充)											

表 23　个体化用药调配、接收、发药登记本（调剂室）（5.6.1）

患者姓名	处方医生	调配费	药材重量（克）药材费	预约取药日期	患者联系电话	办理药师签名及日期	调配处方药师签名	制剂中心接收饮片药师签名及日期	接收成品药师签名及日期	取药签名及日期	发药药师签名及日期
		元	克 / 元								
		元	克 / 元								
		元	克 / 元								
		元	克 / 元								
		元	克 / 元								
		元	克 / 元								
		元	克 / 元								
		元	克 / 元								
		元	克 / 元								
		元	克 / 元								

表 24　个体化用药调配取药单(5.6.1)

＊＊＊医院			＊＊＊医院		
个体化用药调配取药单			个体化用药调配取药单		
(中药房联)	凭证号(处方 ID)：		(顾客联)	凭证号(处方 ID)：	
姓名	处方医生		姓名	处方医生	
处方总量	总量：　　　　克		处方总量	总量：　　　　克	
加工剂型	□合剂　　　□蜜丸 □水蜜丸　□胶囊剂		加工剂型	□合剂　　　□蜜丸 □水蜜丸　□胶囊剂	
收费编号	收费处收费编号为(□合剂 □蜜丸　　　□水蜜丸 □胶囊剂)		收费编号	收费处收费编号为(□合剂 □蜜丸　□水蜜丸　□胶囊剂)	
办理时间			办理时间		
预约取 药时间			预约取 药时间		
备注	顾客电话： 请在缴费后,务必将处方、缴费单交回药房办理人员		备注	1.　周一至周六：(8：00—12：00；15：30—18：00)在门诊中药房＿号窗取药。 2.　请务必按预约时间取药,需逾期取药者,请致电中药房。药房电话：	
经手人	调配费	元	经手人	调配费	元
本调配取药单一式两份,一份药房,一份给顾客			本调配取药单一式两份,一份药房,一份给顾客		

附录 2　西药药事管理部分表格

表 25　西成药供应商资质评估记录(4.1.1)

供应企业:_____　　　　　评估时间

	证照名称	有无证照/资料	是否符合规定	备注
证照资质	1. 企业法人营业执照	有( )无( )	是( )否( )	
	2. 药品生产许可证或药品经营许可证	有( )无( )	是( )否( )	
	3. GMP 证书	有( )无( )	是( )否( )	
	4. GSP 证书	有( )无( )	是( )否( )	
	5. 销售人员的授权委托书、资格证明、身份证	有( )无( )	是( )否( )	
	6. 质量保证协议书	有( )无( )	是( )否( )	
	7. 廉洁协议书	有( )无( )	是( )否( )	
	经营项目	是否可以经营		备注
经营范围评估	1. 麻醉药品、第一类精神药品	是( )否( )		
	2. 第二类精神药品	是( )否( )		
	3. 蛋白同化制剂、肽类激素	是( )否( )		
	4. 危险化学品	是( )否( )		
	评估项目	情况汇总		备注
服务质量评估	1. 送货及时率			
	2. 送货量与计划量相符率			
	3. 退货率			
	4. 送检次数及检验结果			
事件评估	1. 重大质量事件,具体是:			
	2. 重大违规事件,具体是:			
	3. 生产场地变更,具体是:			
	4. 重要生产工艺、设备变更,具体是:			
	5. 法人变更,具体是:			

评估结果:优秀( )合格( )不合格( )

评估意见建议:

　　　　　　　　　　　　　　　　　　　　　　评估小组签字(医院公章)

　　　　　　　　　　　　　　　　　　　　　　　年　　月　　日

被评估企业信息反馈意见:　　　同意 ( )　　不同意 ( )

不同意理由:

　　　　　　　　　　　　　　　　　　　　　被评估企业负责人签字(企业公章)

　　　　　　　　　　　　　　　　　　　　　　　年 , 月　　日

表 26　西成药药品入库验收记录（4.1.1）

供货单位：

日期：

药品名称	剂型	规格	单位	数量	生产厂家	批准文号	生产批号	生产日期	有效期	外观性状	内外包装	标签	说明书	药品合格证	质量情况	验收结论	验收人	复核人	备注

表 27　第二类精神药品登记专用账册（4.1.3）

单位：

规格：

品名：

日期	凭证号	购进或领用部门	批号	产地	生产厂家	收入数量	发出数量	结存数量	发药人验收人	领药人	复核人

表 28　第二类精神药品入库验收记录本（4.1.3）

药品名称：

日期	凭证号	品名	规格	单位	数量	批号	产地	生产厂家	供货单位	质量情况	验收结论	验收人	保管人

表 29　麻醉药品、第一类精神药品回收专用账本（4.1.3）

药品名称：　　　单位：　　　规格：　　　剂型：　　　生产单位：

第　　页

日期	凭证号	处理模式	供货单位/退回部门	批号	有效期	上月结存	收入	发出	批号结存	总结存	收药人/发药人	交药人	复核人

表 30　麻醉药品、第一类精神药品基数表（4.1.3）

药品名称	规格	单位	基数	基数	基数	基数	基数	基数
			年＿月＿日	年＿月＿日	年＿月＿日	年＿月＿日	年＿月＿日	年＿月＿日

科室"麻"、"精一"药品管理员签名

药库管理员签名

药学部门主任签名

备注

监督人：

表 31　麻醉药品、第一类精神药品空安瓿回收记录表 (4.1.3)

药品名称：　　　　　规格：　　　　　单位：　　　　　　第　页

日期	退回部门	数量	空安瓿批号	接收人	交出人	备注

表 32　麻醉药品、第一类精神药品空安瓿及废贴销毁记录表 (4.1.3)

销毁日期：　　　　药品名称：　　　　　规格：　　　　单位：　　　　生产厂家：

数量	批号	备注

销毁地点：　　　　　　　　销毁方法：

药学部主任：　　　　　　销毁人：　　　　　　监督人：

表33　麻醉药品、第一类精神药品实物交接表(4.1.3)

交接日期:

药品名称	规格	单位	数量	空安瓿/废贴数量	账物相符(是/否)	交班人	接班人

监交人:

表34　麻醉药品、第一类精神药品验收记录表(4.1.3)

验收日期:201　年　月　日　　　　供货单位:　　　　　　　　　　第　页

凭证号	药品名称	剂型	规格	单位	数量	批号	有效期	生产单位	质量情况	验收结论	备注

验收人:　　　　　　复核:

表35　麻醉药品、第一类精神药品专用账本（4.1.3）

药品名称：　　　　　　剂型：　　　　　规格：　　　　　单位：　　　　　生产单位：　　　　　　　　　　第　页

日期	凭证号	处理模式	供货单位/领用部门	批号	有效期	上月结存	收入	发出	批号结存	总结存	收药人发药人	领药人	复核人

表36　医疗用毒性药品登记专用账册（4.1.3）

品名：　　　　　　　　规格：　　　　　单位：　　　　　　　　　　　　　　　　　　　　　　　　　　　　第　页

日期	凭证号	购进或领用部门	批号	产地	生产厂家	收入数量	发出数量	结存数量	发药人验收人	领药人	复核人

表 37　医疗用毒性药品入库验收记录本（4.1.3）

日期	凭证号	品名	规格	单位	数量	批号	产地	生产厂家	供货单位	质量情况	验收结论	验收人	保管人

表 38　易制毒类药品登记专用账册（4.1.3）

药品名称：　　　　　生产单位：　　　　　规格：　　　　　剂型：　　　　　单位：　　　　　第　页

日期	处理模式	凭证号	供货单位/领用部门	批号	有效期	上月结存	收入	发出	批号结存	总结存	收药人/发药人	领药人	复核人

表39　易制毒类药品入库验收记录表(4.1.3)

验收日期:201　年　月　日　　　　供货单位:　　　　　　　第　页

凭证号	药品名称	剂型	规格	单位	数量	批号	有效期	生产单位	质量情况	验收结论	备注

验收人:　　　　　　　　复核:

表 40 退药记录表（4.1.5）

时间	患者姓名	病区床号/联系方式	药品名称	规格	数量	生产批号	退药原因	外包装是否完好	是否变质破损	接收人/退药人	经手人

表 41　麻醉药品、第一类精神药品培训签到簿(4.2.1)

科室：　　　　　　　　　　　培训时间：

序号	工号	姓名	签到
1			
2			
3			
4			
5			
6			
7			
8			
9			
10			
11			
12			
13			
14			
15			
16			
17			
18			

表42　麻醉药品和精神药品考核成绩表(4.2.1)

科室：　　　　　　　　考核时间：

序号	工号	姓名	执业医师证书编号	成绩
1				
2				
3				
4				
5				
6				
7				
8				
9				
10				
11				
12				
13				
14				
15				
16				
17				
18				

表43　执业医师签名(签章)式样备案表(4.2.1)

序号	工号	姓名	签名(签章)式样
1			
2			
3			
4			
5			
6			
7			
8			
9			
10			
11			
12			

表 44　处方评价表格（4.2.3）

编号	处方基本情况						适宜性					规范性				
	处方日期	患者ID号	性别	年龄（岁）	科别	医生姓名	诊断、证型	药品使用情况（药名、用法用量）	选药不适宜（合理:1;不合理:0）	用法用量不适宜（合理:1;不合理:0）	违反禁忌（合理:1;不合理:0）	其他适宜性问题（合理:1;不合理:0）	一般项完整（规范:1;不规范:0）	诊断、证型完整（规范:1;不规范:0）	正文书写正确（规范:1;不规范:0）	后记书写规范（规范:1;不规范:0）	其他规范性问题（规范:1;不规范:0）	备注（不规范处方备注处方药物及存在问题）
1																
2																
3																
4																
5																
6																
7																
8																
9																
10																
11																
12																
13																
14																

表 45　抗菌药物备案表(4.3.5)

_____卫计委：

现将我院抗菌药物基本供应目录向贵单位备案,详见下表:

品种序号	品规序号	分类	品种名	品规名	别名	规格	分级	现用厂家

(医疗机构全称)

年　月　日

表 46　目录外抗菌药物临时使用申请表(4.3.5)

姓名		性别		年龄		科室		床号		住院号	
诊断								申请时间			
申请药物名称								剂型			
规格				用法				预计天数			
申请用药理由		科室主任签字： 年　月　日									
医务部意见		医务部主任签字： 年　月　　日									
分管院长意见		分管院长签字： 年　月　日									

附录3 《中药临床应用指导原则》

编 写 说 明

一、编写背景及意义

中药是中华民族卫生保健的重要武器,在几千年的发展过程中形成了独特的用药理论和方法。近年来随着中药应用形式的增加,中医药在我国医疗制度改革过程中发挥着不可替代的作用,国家对中药临床合理用药的需求也日渐具体和明晰,对其要求也越来越高,相应出台了一些指导性文件,如《中成药临床应用指导原则》《国家基本药物临床应用指南(中成药)》《医院处方点评管理规范(试行)》《国家中医药管理局关于进一步加强中药饮片质量管理强化合理使用的通知》等。这些指导性文件一定程度上对规范中药的使用起到了举足轻重的作用。但在具体指导临床使用时,内容相对宽泛,缺乏具体技术层面的使用细则和限定条款,涉及合理用药的因素也未涵盖全面,故其指导意义有限。特别对中药饮片来说,临床应用指导原则一直缺乏,故其合理用药的标准也无从谈起,不利于指导和规范中药饮片临床应用。

目前随着"全面推进公立医院改革,取消药品加成"的逐渐推进,迫切需要医院药事管理工作加快推进,规范临床用药行为,加强药学服务能力建设。但目前相对于西药临床药学工作,中药临床药师的培养尚处于探索阶段,中药临床药师的作用不能有效发挥。这与中药临床药学发展及医疗机构改革的需求不相适应,急需加快中药临床药学相关指导性文件的出台及推广实施。

为落实国家医政要求,加强医疗机构中药药事管理,提高中药合理应用水平,中华中医药学会医院药学分会充分发挥学会在促进合理用药中的优势,充分发挥中药临床药学重点专科的作用,以医院临床药学专家为主导,经深入研究并广泛征求临床医学专家意见,参考《抗菌药物临床应用指导原则》的编写体例,以国家相关药事法规为依据,参考行业内权威标准,结合中医中药的特点及最新的医院药学研究成果,以及临床药学重点专科的建设成就,编写了《中药临床应用指导原则》(以下简称《指导原则》)。

本《指导原则》是为适应中药临床应用管理需要而制定的,是临床应用中药的基本原则,用于指导各级各类医疗机构合理应用中药。

二、主要内容

《指导原则》主要内容分为四部分：第一部分为中药概述，包括中药临床应用形式及概念，对中药毒性、剂量和疗程认识，中药汤剂、中成药剂型特点与给药途径选择，中成药功能主治的表述方法，从理论上厘清了中药临床相关概念。第二部分为中药临床应用指导原则，中药饮片和中成药分别表述。中药饮片临床应用指导原则包括中药饮片临床选药理论、处方标准、有毒中药和特殊生理人群使用中药饮片注意等内容；中成药临床应用指导原则包括中成药临床选择依据、中药注射剂临床使用注意事项，特殊生理人群使用中成药用药注意等内容。第三部分为《指导原则》参考依据，列出了《指导原则》的参考法律、法规、标准及文件。第四部分为附件，包括《指导原则》中相关有毒中药饮片用法与用量，特殊煎煮的中药饮片，常用中成药品种分类，含有毒成分、西药成分，可致肝、肾损伤和妊娠禁忌的中成药品种。

三、编写特色

本《指导原则》的特色在于：

1. 首次制定了中药饮片临床应用指导原则

将中药饮片临床使用的依据、处方开具规范、处方药味数及处方剂量、毒性中药饮片剂量、特殊生理人群用药、汤剂制备方法、使用禁忌、联合用药、临方制剂等内容都进行了规定，内容详尽，涵盖面广。

2. 完善和更新了中成药临床应用指导原则

"中成药临床应用指导原则"在《中成药临床应用指导原则》（国中医药医政发〔2010〕30号的通知）的基础上重新修订。特别是对西医医师，提出了切实可行的使用中成药的方法，即"按照西医的疾病名称、病理状态或理化检查结果选用相应的中成药。以辨病用药为主时，应以说明书规定的疾病为主，还可以按照相关指南、临床路径和研究结果指导用药，在没有确切的循证医学证据支持时，不应超说明书规定的病种范围用药"。此用药方法的完善将使中成药的开具真正"有法可依"，也为中成药临床监督监管部门提供了执法依据。在用药安全性方面，列出了含有毒成分中成药、致肝/肾损伤中成药、含西药成分中成药、妊娠禁忌中成药品种及使用注意，内容更全面、实用。

3. 吸纳了相关最新研究成果

《指导原则》除依据国家相关法律法规、行业标准外，围绕影响中药临床合理用药的关键因素，还吸收采纳了相关研究的最新成果以及地方的一些相关政策文件等,充分体现了中药临床药学专科的建设成就以及医院药学的研究成果。

第一部分　中药概述

一、中药临床应用形式及相关概念

中药是指在中医药理论指导下,用于疾病预防、诊断、治疗和康复的天然药物及其提取物或制成品,包括中药材、中药饮片和中成药等。(注:中药饮片和中成药可直接应用于临床;中药材是未经加工炮制的植物、动物或矿物类等的天然产物,只可作中药饮片的原料使用)。

(一)中药饮片

中药饮片系指中药材经过加工炮制后可直接用于中医临床或制剂生产使用的处方药品。其临床应用形式有传统中药饮片、小包装中药饮片、单味中药配方颗粒等。

(二)单味中药配方颗粒

单味中药配方颗粒是由单味中药饮片经水提、浓缩、干燥、制粒而成,在中医临床配方后,供患者冲服使用。中药配方颗粒是对传统中药饮片的补充。

(三)中成药

中成药是以中药饮片为原料,在中医药理论指导下,按规定的处方和方法,加工制成一定的剂型,标明药物作用、适应证、剂量、服用方法,供医生、患者直接选用的药物。

(四)医院制剂

医疗机构根据本单位临床需要经管理部门批准而生产、配置、自用的固定处方制剂。

(五)临方制剂

指根据中医师对某一个病人辨证论治后开具的中药处方的要求,由中药专业人员按照相关的工艺将药物临时代患者加工成不同的剂型。

(六)处置性用药

处置性用药是由医疗机构按照适宜工艺和质量标准进行制备,临用时加水、酒、醋、蜜、麻油等中药传统基质调配、外用,在医疗机构内由医务人员调配使用的药品。

(七)临方炮制

对市场上没有供应的中药饮片,医疗机构可以根据本医疗机构医师处方的需要,在本医疗机构内炮制、使用。

二、中药毒性

毒性是中药药性的重要内容。中药毒性的概念有广义和狭义之分,广义毒性指药物的偏性。狭义毒性指药物对机体所产生的严重不良影响及损害性,是用以反映药物安全性的一种性能。

1988 年《医疗用毒性药品管理办法》(国务院令第 23 号)明确规定了 28 种中药饮片为毒性中药(见附件 1)。临床使用该类药品时,应按照要求使用毒性药品专用处方,且不得超过二日极量。

2015 年《中药人民共和国药典》一部按照:"大毒、有毒、小毒"标准将中药饮片毒性分为三级,共 85 种。其中"大毒"中药饮片 10 种,"有毒"中药饮片有 44 种,"小毒"中药饮片 31 种(具体见附件 2)。

各地区还应参照地方《中药炮制规范》收载的大毒、有毒、小毒的品种进行管理。

中成药毒性一般多指临床使用时产生的过敏反应、蓄积性肝肾毒性,多因药物、患者自身因素和用药方法不当产生。因此,在临床用药时应严格按照药品说明书,加强临床用药监护。

三、中药剂量与疗程

(一) 剂量

1. 中药饮片剂量　中药饮片剂量不仅指单味中药饮片剂量,即单味中药饮片在汤剂中成人的一日服用量;还包括中药饮片处方剂量,即处方中所有中药饮片的成人一日服用量。临床上中药饮片的处方剂量比单味中药饮片剂量更具有指导意义。

《中华人民共和国药典》和《中药学》教材明确标注了单味中药饮片剂量的范围,临床时应依据中药的性质、患者的具体情况等灵活使用。

2. 中成药剂量　中成药剂量是指成人一次服用量。它与中成药规格关联,常用的剂量表述方式有:①折算为中药饮片的剂量;②按照药物制剂重量或容积使用;③按制剂的最小单位数量使用,如粒、丸等;④按照制剂中主要代表成分的含量使用。

(二) 疗程

对中药疗程自古就有认识,《神农本草经》明确记载:"上品无毒,多服、久服不伤人。中品无毒、有毒,斟酌其宜。下品多毒,不可久服"。《素问·五常政大论》中也有"大毒治病,十去其六;常毒治病,十去其七;小毒治病,十去其八;无毒治病,十去其九。谷肉果蔬,食养尽之,无使过之,伤其正也"的要求。

基于"汤者荡也,丸者缓也"的道理,中医临床治疗疾病时,一般采用在治疗前期为快速控制病情,先使用汤剂取其吸收快,迅速发挥疗效,能荡涤病邪之力;后使用丸剂等剂型取其吸收缓慢,药力持久的特点,以巩固调理机体的治疗效果。

疗程应按照中药药性、药典和药品说明书中规定的疗程使用,应掌握"中病即止"的用药原则。需长期服药者,应当注意监测药物的毒副作用。

四、中药的给药途径

中药给药途径是中药由体外进入人体机体的方式,传统中药以汤剂、丸剂、散剂、丹剂为主,大多口服给药。随着中成药制药技术的发展,新剂型如滴丸、中药注射剂、栓剂等依次研发生产,中药给药途径逐渐多样化,不仅能口服,还能通过静脉、吸入、皮下、直肠、舌下、皮肤的途径给药。

不同给药途径药物的吸收、分布、代谢和排泄的速度不同,一般药物吸收由快到慢的顺序是:静脉>吸入>皮下>直肠或舌下>口服>皮肤。

不同剂型给药后吸收速度从快到慢的顺序是:静脉注射剂>气雾剂>肌内注射>皮下注射>酒剂>汤剂>栓剂>散剂>片剂>丸剂;口服剂型吸收顺序是:溶液剂>混悬剂>胶囊剂>片剂>丸剂>包衣片剂。

五、中药饮片处方书写规范及汤剂制备方法

(一)中药饮片处方书写规范

中药处方是医师(执业医师、执业助理医师、乡村医生)在诊疗活动中为患者开具的、由药学专业技术人员审核、调配、核对,并作为发药凭证的医疗用药的医疗文书。为规范中药处方管理,提高中药处方质量,2010 年国家中医药管理局印发的《中药处方格式及书写规范》(国中医药医政发〔2010〕57 号)要求各级医疗机构在临床工作中遵照执行。

(二)中药汤剂制备方法

汤剂是中药饮片临床应用的主要形式,是指将中药饮片加水煎煮,去渣取汁而供内服或外用的一种液体制剂形式。它是我国应用最早、最广泛的一种中药剂型,可充分发挥方药多种成分的综合疗效和特点,吸收快,奏效迅速。

中药饮片汤剂制备方法与临床疗效密切相关。为保证汤剂煎煮质量,《医疗机构中药煎药室管理规范》对汤剂的浸泡时间、加水量、煎煮次数、煎药量和特殊煎药方法进行了明确的规定:

1. 浸泡时间　中药饮片煎煮时应先浸泡,一般不少于 30 分钟,花叶类可以减少至 15 分钟,石、甲、根、实类应延长浸泡时间。

2. 煎煮时间和次数　一般分两次煎煮,一煎加水一般浸过药面 2~5 厘米,煮沸再煎煮 20~30 分钟,解表类、清热类、芳香类药物不宜久煎,煮沸后再

煎煮 15~20 分钟;滋补药物先用武火煮沸后,改用文火慢煎约 40~60 分钟;二煎加水量一般浸过药面 1 厘米,煎煮时间应当比第一煎的时间略缩短。

3. 煎药量　儿童每剂一般煎至 100~300 毫升,成人每剂一般煎至 400~600 毫升,一般每剂按两份等量分装,或遵医嘱。

4. 特殊煎药方法　为保证中药饮片有效成分的煎出,一些中药饮片需要采用特殊煎煮方法,如:先煎、后下、包煎、另煎、溶化(烊化)、泡服、冲服、煎汤代水。

目前各医疗机构多使用中药煎药机煎煮中药,在煎煮过程中煎药质量控制、环境要求、设备要求等可参照相关标准。

六、中成药的常用剂型及特点

我国中成药剂型有 40 多种,有丸、散、膏、丹、酒、露、茶、锭等传统剂型,有片剂、颗粒剂、注射剂、气雾剂等现代剂型。剂型不同,使用后产生的疗效、持续的时间、作用的特点会有所不同,正确选用中成药应了解和掌握中成药的常用剂型和特点:

(一)固体制剂

固体剂型是中成药的常用剂型,其制剂稳定,携带和使用方便。

1. 散剂　系指中药饮片或中药饮片提取物经粉碎、均匀混合而制成的粉末状制剂,分为内服散剂和外用散剂。散剂粉末颗粒的粒径小,容易分散,起效快。外用散剂的覆盖面积大,可同时发挥保护和收敛作用。

2. 颗粒剂　系指中药饮片的提取物与适宜的辅料或中药饮片细粉制成具有一定粒度的颗粒状剂型。颗粒剂既保持了汤剂作用迅速的特点,又克服了汤剂临用时煎煮不便的缺点,且口味较好、体积小,但易吸潮。根据辅料不同,可分为无糖颗粒剂型和有糖颗粒剂型。

3. 胶囊剂　系指将中药饮片用适宜方法加工后,加入适宜辅料填充于空心胶囊或密封于软质囊材中的制剂,可分为硬胶囊、软胶囊(胶丸)和肠溶胶囊等,主要供口服。胶囊剂可掩盖药物的不良气味,易于吞服;能提高药物的稳定性及生物利用度;对药物颗粒进行不同程度包衣后,还能定时定位释放药物。

4. 丸剂　系指将中药饮片细粉或药材提取物加适宜的黏合剂或其他辅料制成的球形或类球形制剂,分为蜜丸、水蜜丸、水丸、糊丸、蜡丸、浓缩丸等类型。其中,蜜丸分为大蜜丸、小蜜丸;水蜜丸的含蜜量较少;水丸崩解较蜜丸快,便于吸收;糊丸释药缓慢,适用于含毒性成分或药性剧烈成分的处方;蜡丸缓释、长效,且可达到肠溶效果,适合毒性和刺激性较大药物的处方;浓缩丸服用剂量较小。

5. 滴丸剂　系指中药饮片经适宜的方法提取、纯化、浓缩,并与适宜的基质加热熔融混匀后,滴入不相混溶的冷凝液中,收缩冷凝而制成的球形或类球形制剂。滴丸剂服用方便,可含化或吞服,起效迅速。

6. 片剂　系指将中药饮片提取物、或中药饮片提取物加中药饮片细粉、或中药饮片细粉与适宜辅料混匀压制成的片状制剂。主要供内服,也有外用或其他特殊用途者。其质量较稳定,便于携带和使用。按中药饮片的处理过程可分为全粉末片、半浸膏片、浸膏片、提纯片。

7. 胶剂　系指以动物的皮、骨、甲、角等为原料,水煎取胶质,经浓缩干燥制成的固体块状内服制剂,含丰富的动物水解蛋白类等营养物质。作为传统的补益药,多烊化兑服。

8. 栓剂　系由中药饮片提取物或中药饮片细粉与适宜基质混合制成供腔道给药的制剂。既可作为局部用药剂型又可作为全身用药剂型,用于全身用药时,不经过胃,且无肝脏首过效应,因此生物利用度优于口服,对胃的刺激性和肝的副作用小,同时适合不宜或不能口服药物的患者。

9. 丹剂　系指由汞及某些矿物药,在高温条件下烧炼制成的不同结晶形状的无机化合物,如红升丹、白降丹等。此剂型含汞,毒性较强,只能外用。

10. 贴膏剂　系将中药饮片提取物、中药饮片和/或化学药物与适宜的基质和基材制成的供皮肤贴敷,可产生局部或全身作用的一类片状外用制剂。包括橡胶膏剂、巴布膏剂和贴剂等。贴膏剂用法简便,兼有外治和内治的功能。

11. 涂膜剂　系指由中药饮片提取物或中药饮片细粉与适宜的成膜材料加工制成的膜状制剂。可用于口腔科、眼科、耳鼻喉科、创伤科、烧伤科、皮肤科及妇科等,作用时间长,且可在创口形成一层保护膜,对创口具有保护作用。一些膜剂尤其是鼻腔、皮肤用药膜亦可起到全身作用。

(二)半固体剂型

1. 煎膏剂　系指将中药饮片加水煎煮,取煎煮液浓缩,加炼蜜或糖(或转化糖)制成的稠厚状半流体制剂。适用于慢性病或需要长期连续服药的疾病,传统的膏滋也属于此剂型,以滋补作用为主而兼治疗作用。

2. 软膏剂　系指将中药饮片提取物、或中药饮片细粉与适宜基质混合制成的半固体外用制剂。常用基质分为油脂性、水溶性和乳剂基质。

3. 凝胶剂　系指中药饮片提取物与适宜的基质制成的、具有凝胶特性的半固体或稠厚液体制剂。按基质不同可分为水溶性凝胶和油性凝胶。适用于皮肤黏膜及腔道给药。

（三）液体制剂

1. **合剂**　系指中药饮片用水或其他溶剂,采用适宜方法提取制成的口服液体制剂,是在汤剂基础上改进的一种剂型,易吸收,能较长时间贮存。

2. **口服液**　系指在合剂的基础上,加入矫味剂,按单剂量灌装,灭菌制成的口服液体制剂。口感较好,近年来无糖型口服液逐渐增多。

3. **酒剂**　系指将中药饮片用蒸馏酒提取制成的澄清液体制剂。酒剂较易吸收。小儿、孕妇及对酒精过敏者不宜服用。

4. **酊剂**　系指将中药饮片用规定浓度的乙醇提取或溶解而制成的澄清液体制剂。有效成分含量高,使用剂量小,不易霉败。小儿、孕妇及对酒精过敏者不宜服用。

5. **糖浆剂**　系指含中药饮片提取物的浓蔗糖水溶液。比较适宜儿童使用,糖尿病人慎用。

（四）注射剂

系指中药饮片经提取、纯化后制成的供注入体内的溶液、乳状液及供临用前配制成溶液的粉末或浓溶液的无菌制剂。药效迅速,便于昏迷、急症、重症、不能吞咽或消化系统障碍患者使用。

（五）气雾剂和喷雾剂

气雾剂系指将中药饮片提取物、中药饮片细粉与适宜的抛射剂共同封装在具有特殊阀门装置的耐压容器中,使用时借助抛射剂的压力将内容物喷出呈雾状、泡沫状或其他形态的制剂。其中以泡沫形态喷出的可称泡沫剂。不含抛射剂,借助手动泵的压力或其他方法将内容物以雾状等形态喷出的制剂为喷雾剂。可用于呼吸道吸入、皮肤、黏膜或腔道给药。

七、中成药说明书功能主治的表述方法

《中华人民共和国药典》(2015 版一部)凡例二十六条规定,功能主治一般是按中医或民族医学的理论和临床用药经验对药物所作的概括性描述。

中成药功能主治分为三种表述形式:

1. **中医术语表述**　如鳖甲煎丸:"活血化瘀,软坚散结,用于胁下癥块",此种表述方式突出了中医"辨证论治"的特色,方便中医师使用。

2. **西医术语表述**　如宁心宝胶囊:"本品有提高窦性心律,改善窦房结、房室传导功能,改善心脏功能的作用。用于多种心律失常,如房室传导阻滞、难治性缓慢型心律失常等"。此种表述方式完全为化学药物的适应证表述方式。

3. **两种术语混合表述**　①功能用中医术语表述,主治以西医病名表述,如艾迪注射液:"清热解毒,消瘀散结。用于原发性肝癌、肺癌、直肠癌、恶性

淋巴瘤、妇科恶性肿瘤等"。②功能用中医术语表述,主治以中医学病名或症状及西医病名表述,如柴胡注射液:"清热解表。治疗感冒、流行性感冒及疟疾等的发热"。③功能用中医术语表述,主治先为西医病名,后为中医症状表述,如地龙注射液:"平喘止咳。用于支气管哮喘所致的咳嗽、喘息"。④功能用中医术语,主治用中西医学两种术语混合表述,如独一味颗粒:"活血止痛,化瘀止血,用于多种外科手术术后的刀口疼痛、出血,外伤骨折,筋骨扭伤,风湿痹痛以及崩漏,痛经,牙龈肿痛、出血等"。⑤功能用中西医两种术语混合表述,主治用西医术语表述,如垂盆草颗粒:"清利湿热。有降低谷丙转氨酶氨基转移酶作用,用于急性肝炎、迁延性肝炎及慢性肝炎活动期"。⑥功能用中西医两种术语混合表述,主治亦用中西医术语混合表述,如杜仲颗粒:"补肝肾,强筋骨,安胎,降血压。用于肾虚腰痛,腰膝无力,胎动不安,先兆流产,高血压症"。

第二部分　中药临床应用指导原则

一、中药饮片临床应用指导原则

(一)中药饮片处方应当以中医药理论为指导,辨证应准确,辨证依据应充分,应体现理法方药的一致性。调整用药时应有分析、有记录。

(二)各级医疗机构中药饮片的采购、供应、验收记录及账目,饮片斗谱和医院信息系统均应使用规范的中药饮片处方用名。

(三)中药饮片处方书写时应按照《处方管理办法》和《中药处方格式及书写规范》进行书写。

中药饮片处方应包括:前记、正文、后记。

1. 前记

(1)一般项目。包括医疗机构名称、费别、患者姓名、性别、年龄、门诊或住院病历号、科别或病区、床位号和处方日期等。

(2)临床诊断。包括病名(病名可写中医病名也可写西医病名)和中医证型,应填写清晰、完整,并与病历记载相一致。

2. 正文

(1)中药饮片处方书写应当体现"君、臣、佐、使"的特点要求;

(2)剂量使用法定剂量单位,用阿拉伯数字书写,原则上应当以克(g)为单位,"g"(单位名称)紧随数值后;

(3)对调剂、煎煮有特殊要求的应另行注明;

(4)每行排列的药味数应合理,原则上要求横排及上下排列整齐;

（5）中药饮片剂数应当以"剂"为单位；

（6）处方用法紧随剂数之后，包括每日剂量、采用剂型（水煎煮、酒泡、打粉、制丸、装胶囊等）、每剂分几次服用、给药途径（内服、外用等）、服用要求（温服、凉服、顿服、慢服、饭前服、饭后服、空腹服等）等内容，例如："每日1剂，水煎400ml，分早晚两次空腹温服"。

3. 后记

（1）医师签名（手工签名或电子签名）。

（2）审方、调配、核对、发药药师签名或加盖专用签章。

（四）中药饮片品种选择时，应根据用药目的选择合适的中药饮片基源、炮制品种。

（五）中药饮片处方的味数和剂量应适宜，避免浪费。

1. 单味中药饮片剂量应参照《中华人民共和国药典》和《中药学》教材的常用剂量范围，单剂处方剂量一般应控制在240g以内，原则上不能超过300g（膏方和肿瘤科用药可适当放宽）；每张中药饮片处方用药原则上应控制在18味以内（膏方和肿瘤科用药可适当放宽）。

2. 医疗机构可根据实际情况制定各医疗机构中药饮片处方的味数、剂数和处方剂量的限定标准，并向主管部门备案。

3. 对临床确有需求和有依据需突破以上限制的，临床医生应向医疗机构药事管理与药物治疗学委员会提出申请和备案，在开具此类处方时医生应双签字。

（六）使用有毒中药饮片

1. 开具28种医疗用毒性中药饮片（见附件1）时，应使用毒性药品专用处方，严禁超剂量使用，一次处方不得超过二日极量。

2. 《中华人民共和国药典》（见附件2）中标注的除28种医疗用毒性中药之外的"有大毒、有毒、有小毒"中药饮片原则上应参照《中华人民共和国药典》和《中药学》教材规定的剂量，超过规定剂量时应由医生再次签字确认。

3. 掌握药物的毒性及其中毒后的临床表现及抢救方法，密切观察服药后的病情变化，必要时及时采取合理、有效的抢救治疗手段。

（七）处方用药应避免配伍和使用禁忌，如"十八反""十九畏"及妊娠禁忌，同时应注意是否存在证候禁忌和服药饮食禁忌。根据病情确需使用的应再次签字确认。

（八）中药饮片与中成药同时应用时

1. 应避免出现汤剂与中成药相互矛盾的现象。

2. 应避免重复用药,如用药重复、剂量叠加。

3. 应避免出现配伍禁忌。

4. 给药途径相同时,服用时间应有一定间隔。

(九)中药饮片与西药同时应用时

1. 应尽可能了解两种药物之间的相互关系,如有明确禁忌的,应避免联合应用。

2. 给药途径相同时,服用时间应有一定间隔。

3. 应注意观察两者合用后的病情变化,如出现不良反应应及时停止合并用药,并对症处理。

(十)对育龄妇女应详细询问是否怀孕或预期怀孕,孕妇应避免使用妊娠禁忌药。

(十一)儿童使用中药饮片时

1. 应注意生理特殊性,根据不同年龄阶段儿童生理特点,选择恰当的药物和用药方法,必须兼顾有效性和安全性。

2. 应结合具体病情,在保证有效性和安全性的前提下,根据儿童年龄与体重选择相应药量。一般情况新生儿用成人量的 1/6,乳婴儿为成人量的 1/3~1/2,幼儿及幼童为成人量的 2/3 或用成人量,学龄儿童用成人量。

3. 应慎重选择毒副作用较大或含有对小儿有特殊毒副作用成分的中药饮片。

4. 儿童患者使用中药饮片的种类不宜多。

5. 根据治疗效果,应尽量缩短儿童用药疗程,及时减量或停药。

(十二)老年人使用中药饮片时

1. 优先治疗原则　老年人常患有多种慢性疾病,为避免同时使用多种药物,要注意病情的轻重缓急和主要病证,确定优先治疗的原则。

2. 注意联合用药　老年人由于所患疾病往往不止一种,使用药物种类也较多,使用中药饮片时要注意询问同时合并使用的其他药物,了解是否会产生不良影响,并加以预防。

3. 剂量要适当　由于其肝肾功能多有不同程度减退,或合并有多器官严重疾病,对药物耐受量低,药物剂量一般要从小剂量开始用药。

4. 慎用药性峻猛品种　老年人身体各项机能退化,对汗、吐、下等作用峻猛的药物要慎重。

(十三)中药饮片临床使用应以汤剂口服为主,临床使用时还可根据药物性质、病情的需要、使用部位等选择合适的其他给药途径,如外洗、熏蒸等,同

时注意选择合适的给药温度、给药时间、给药次数和疗程。

（十四）中药汤剂的煎煮应选择合适的煎煮器具，合理掌握煎煮时间、加水量、煎煮火候，并注意先煎、后下等中药的特殊煎煮方法（见附件3）。

（十五）除中药汤剂外，中药饮片临床使用时也可以根据患者病情及病程、使用部位、药物性质、携带保管等情况，制成丸剂、散剂、颗粒剂等临方制剂剂型。制作中药临方制剂时，药物剂量的转换应适当，一般为汤剂剂量的1/5～1/3。选择散剂、丸剂、胶囊、酒剂等非水煎剂型时应注意乌头、附子等需煎煮以减毒药物的使用，使用剂量应进行调整，并与相应的标准、规范保持一致。

（十六）医疗机构应加强对中药饮片不良反应监测和收集，发现不良反应及时上报。

二、中成药临床应用指导原则

（一）中成药临床应用应当以中医药理论为指导，遵循安全、有效、经济、适当的原则，合理选择和使用中成药品种（见附件4）。

（二）中成药处方书写时应按照《处方管理办法》和《中药处方格式及书写规范》进行书写。临床诊断项下应包括病名和中医证型，中医医生应在病名（可使用中医病名或西医病名）后标明中医证型，西医医生可按西医病名填写。

（三）用药依据

1. 辨证用药　是中成药应用的主要原则。通过辨证、分析疾病的证候确定具体治法，在辨证论治的原则指导下，可以采用"同病异治"或"异病同治"的方法辨证选择适宜的中成药。

2. 辨病辨证结合用药　指的是在西医辨病的基础上结合中医辨证选用相应的中成药。针对在主治病证的西医病名基础上增加中医证候属性描述的中成药，应采用辨病辨证相结合的方法合理使用。

3. 辨病用药　是按照西医的疾病名称、病理状态或理化检查结果选用相应的中成药。以辨病用药为主时，应以说明书规定的疾病为主，还可以按照相关指南、临床路径和研究结果指导用药，在没有确切的循证医学证据支持时，不应超说明书规定的病种范围用药。

（四）根据患者的体质强弱、病情轻重缓急及各种剂型的特点，选择适宜的中成药剂型。

（五）合理选择给药途径，按照药品使用说明书选择给药途径给药，遵循"能口服不注射，能肌内不静注"的原则。

（六）按照药品说明书推荐的剂量、疗程使用中成药。

（七）用药前应详细了解患者过敏史，有过敏史的患者应慎重，尤其使用中药注射剂时。

（八）同时使用两种以上中成药，或中成药和汤剂同时使用，或中成药和西药同时使用时，应注意以下使用原则：

1. 应遵循减毒增效的原则；

2. 功能相同或相近的中成药或中药饮片原则上不宜重复使用，必须重复使用时应注意剂量的调整；

3. 应注意中成药之间各药味、各成分间的配伍禁忌；

4. 避免同时使用毒副作用相同或相近的药物。

（九）慎重使用含有毒性成分中成药、可致肝损伤、肾损伤的中成药及含西药成分的中成药：

1. 使用含有毒成分中成药（见附件5），应严格按照说明书中的用法用量，避免两种含有毒性成分的中成药联合使用。

2. 使用可致肝、肾损伤中成药时应注意剂量及疗程的控制，并注意监测肝、肾功能等指标（见附件6、7）。

3. 使用含西药成分中成药时应避免同含有相同成分的西药联用（见附件8）。

（十）中、西药注射剂联合使用时，尽可能选择不同的给药途径（如穴位注射、肌内注射、静脉注射）。采用静脉注射时，应将中西药分开使用并注意使用间隔，更换药物时应注意冲管。

（十一）中药注射剂应谨慎选择溶媒，严格按照药品说明书推荐的溶媒，在没有确切的循证医学证据支持时，不得使用说明书以外的溶媒。

（十二）育龄妇女应详细询问是否怀孕或预期怀孕，避免使用妊娠禁忌药（见附件9）；妊娠期、哺乳期妇女用药应选择对胎儿及婴幼儿无损害的中成药，尽量采取口服途径给药，应慎重使用中药注射剂，同时尽量缩短用药疗程；严格遵守妊娠禁忌。

（十三）儿童用药时应优先选用儿童专用药，并根据儿童年龄与体重选择相应药量。

1. 一般情况新生儿用成人量的1/6，乳婴儿为成人量的1/3～1/2，幼儿及幼童为成人量的2/3或用成人量，学龄儿童用成人量。

2. 应慎重选择毒副作用较大或含有对小儿有特殊毒副作用成分的中药饮片。

3. 儿童患者使用中药饮片的种类不宜多。

4. 根据治疗效果，应尽量缩短儿童用药疗程，及时减量或停药。

（十四）应加强中成药不良反应监测和信息收集。发现不良反应应及时上报。

第三部分　附　件

附件1　28种医疗用毒性中药用法与用量

序号	品种	用量	用法	外用
1	*红粉			外用适量,研极细粉单用或与其他药味配成散剂或制成药捻
2	*斑蝥	0.03~0.06g	炮制后多入丸散用	外用适量,研末或浸酒醋,或制油膏涂敷患处,不宜大面积用
3	*闹羊花	0.6~1.5g	浸酒或入丸散	外用适量,煎水洗
4	*生巴豆			外用适量,研末涂患处,或捣烂以纱布包搽患处
5	*生草乌		一般炮制后用	
6	*生川乌		一般炮制后用	
7	*生马钱子	0.3~0.6g	炮制后入丸散用	
8	*生天仙子	0.06~0.6g		
9	*蟾酥	0.015~0.03g	多入丸散	外用适量
10	*生附子	3~15g	先煎、久煎	
11	*生甘遂	0.5~1.5g	炮制后多入丸散用	外用适量,生用
12	*生狼毒			熬膏外敷
13	*生千金子	1~2g	去壳,去油用,多入丸散服	外用适量,捣烂敷患处
14	*轻粉	内服每次 0.1~0.2g,一日1~2次	多入丸剂或装胶囊服,服后漱口	外用适量,研末掺敷患处
15	*生半夏	3~9g	内服一般炮制后使用	外用适量,磨汁涂或研末以酒调敷患处
16	*生天南星			外用生品适量,研末以醋或酒调敷患处
17	*雄黄	0.05~0.1g	入丸散用	外用适量,熏涂患处
18	*洋金花	0.3~0.6g	宜入丸散;亦可作卷烟分次燃吸(一日量不超过 1.5g)	外用适量

序号	品种	用量	用法	外用
19	＊生白附子	3～6g	一般炮制后用	外用生品适量捣烂，熬膏或研末以酒调敷患处
20	＊红娘虫	0.05～0.1g		外用适量
21	＊砒石(红砒、白砒)	内服0.03～0.075g	入丸散用	外用研末调敷或入膏药中贴之
22	＊砒霜	0.009g	入丸散用	外用适量
23	＊青娘虫	0.05～0.1g		外用适量
24	＊水银			外用适量。和他药研细末点、搽患处
25	＊生藤黄	0.03～0.06g	炮制后内服入丸剂	外用适量,研末调敷,磨汁涂或熬膏涂患处
26	＊雪上一枝蒿			
27	＊白降丹		不可内服	外用适量
28	＊红升丹		不可内服	外用适量,研极细粉单用或与其他药味配成散剂或制成药捻。外用亦不可持久用

附件2　有毒中药饮片用法与用量(2015年版《中国药典》一部　附录1)

序号	品种	毒性	用量	用法	外用
1	＊红粉	有大毒			外用适量,研极细粉单用或与其他药味配成散剂或制成药捻
2	＊斑蝥	有大毒	0.03～0.06g	炮制后多入丸散用	外用适量,研末或浸酒醋,或制油膏涂敷患处,不宜大面积用
3	＊闹羊花	有大毒	0.6～1.5g	浸酒或入丸散	外用适量,煎水洗
4	＊生巴豆	有大毒			外用适量,研末涂患处,或捣烂以纱布包搽患处
5	＊草乌	有大毒		一般炮制后用	
6	＊川乌	有大毒		一般炮制后用	

续表

序号	品种	毒性	用量	用法	外用
7	＊马钱子	有大毒	0.3~0.6g	炮制后入丸散用	
8	＊生天仙子	有大毒	0.06~0.6g		
9	巴豆霜	有大毒	0.1~0.3g	多入丸散用	外用适量
10	制马钱子	有大毒	0.3~0.6g	炮制后入丸散用	外用不宜大面积涂敷
11	＊蟾酥粉	有毒	0.015~0.03g	多入丸散	外用适量
12	＊生附子	有毒	3~15g	先煎、久煎	
13	＊生甘遂	有毒	0.5~1.5g	炮制后多入丸散用	外用适量,生用
14	＊生狼毒	有毒			熬膏外敷
15	＊生千金子	有毒	1~2g	去壳,去油用,多入丸散服	外用适量,捣烂敷患处
16	＊轻粉	有毒	内服每次0.1~0.2g,一日1~2次	多入丸剂或装胶囊服,服后漱口	外用适量,研末掺敷患处
17	＊生半夏	有毒	3~9g	内服一般炮制后使用	外用适量,磨汁涂或研末以酒调敷患处
18	＊生天南星	有毒			外用生品适量,研末以醋或酒调敷患处
19	＊雄黄粉	有毒	0.05~0.1g	入丸散用	外用适量,熏涂患处
20	＊洋金花	有毒	0.3~0.6g	宜入丸散;亦可作卷烟分次燃吸(一日量不超过1.5g)	外用适量
21	＊生白附子	有毒	3~6g	一般炮制后用	外用生品适量捣烂,熬膏或研末以酒调敷患处
22	白屈菜	有毒	9~18g		
23	蓖麻子	有毒	2~5g		外用适量
24	常山	有毒	5~9g		
25	炒白果仁	有毒	5~10g		
26	炒苍耳子	有毒	3~10g		
27	炒牵牛子	有毒	3~6g。入		

续表

序号	品种	毒性	用量	用法	外用
			丸散服,每次 1.5~3g		
28	臭灵丹草	有毒	9~15g		
29	醋甘遂	有毒	0.5~1.5g	炮制后多入丸散用	外用适量,生用
30	醋芫花	有毒	1.5~3g。醋芫花研末吞服,一次 0.6~0.9g,一日1次		外用适量
31	干漆	有毒	2~5g		
32	华山参	有毒	0.1~0.2g		
33	金钱白花蛇	有毒	2~5g;研粉吞服1~1.5g		
34	京大戟	有毒	1.5~3g;入丸散服,每次1g	内服醋制用	外用适量,生用
35	苦楝皮	有毒	3~6g		外用适量,研末,用猪脂调敷患处
36	两头尖	有毒	1~3g		外用适量
37	蜜罂粟壳	有毒	3~6g		
38	木鳖子仁	有毒	0.9~1.2g		外用适量,研末,用油或醋调涂患处
39	蕲蛇	有毒	3~9g;研末吞服,一次 1~1.5g,一日2~3次		
40	千金子霜	有毒	0.5~1g	多入丸散服	外用适量
41	全蝎	有毒	3~6g		
42	三颗针	有毒	9~15g		
43	山豆根	有毒	3~6g		
44	商陆	有毒	3~9g		外用适量,煎汤熏洗
45	土荆皮	有毒			外用适量,醋或酒浸涂搽,或研末调涂患处
46	蜈蚣	有毒	3~5g		
47	仙茅	有毒	3~10g		

续表

序号	品种	毒性	用量	用法	外用
48	香加皮	有毒	3~6g		
49	罂粟壳	有毒	3~6g		
50	制草乌	有毒	1.5~3g	先煎、久煎	
51	制川乌	有毒	1.5~3g	先煎、久煎	
52	制硫黄	有毒	1.5~3g	炮制后入丸散	外用适量,研末油调涂敷患处
53	制天南星	有毒	3~9g		
54	朱砂粉	有毒	0.1~0.5g	多入丸散服,不宜入煎剂	外用适量
55	艾叶	有小毒	3~9g		外用适量,供灸治或熏洗用
56	北豆根	有小毒	3~9g		
57	草乌叶	有小毒	1~1.2g	多入丸散用	
58	炒川楝子	有小毒	5~10g		外用适量,研末调涂
59	炒苦杏仁	有小毒	5~10g	生品入煎后下	
60	大皂角	有小毒	1~1.5g	多入丸散用	外用适量,研末吹鼻取嚏或研末调敷患处
61	地枫皮	有小毒	6~9g		
62	丁公藤	有小毒	3~6g	用于配制酒剂,内服或外搽	
63	飞扬草	有小毒	6~9g		外用适量,煎水洗
64	鹤虱	有小毒	3~9g		
65	红大戟	有小毒	1.5~3g	入丸散服,每次 1g;内服醋制用	外用适量,生用
66	急性子	有小毒	3~5g		
67	蒺藜	有小毒	6~10g		
68	金铁锁	有小毒	0.1~0.3g	多入丸散服	外用适量
69	九里香	有小毒	6~12g		
70	榼藤子	有小毒	10~15g	不宜生用	
71	苦木	有小毒	枝 3~4.5g;叶1~3g		外用适量

续表

序号	品种	毒性	用量	用法	外用
72	两面针	有小毒	5~10g		外用适量,研末调敷或煎水洗患处
73	绵马贯众	有小毒	4.5~9g		
74	绵马贯众炭	有小毒	5~10g		
75	南鹤虱	有小毒	3~9g		
76	蛇床子	有小毒	3~10g		外用适量,多煎汤熏洗,或研末调敷
77	烫水蛭	有小毒	1~3g		
78	土鳖虫	有小毒	3~10g		
79	小叶莲	有小毒	3~9g	多入丸散服	
80	鸦胆子	有小毒	0.5~2g	用龙眼肉包裹或装入胶囊吞服	外用适量
81	翼首草	有小毒	1~3g		
82	制吴茱萸	有小毒	2~5g		外用适量
83	重楼	有小毒	3~9g		外用适量,研末调敷
84	猪牙皂	有小毒	1~1.5g	多入丸散用	外用适量,研末吹鼻取嚏或研末调敷患处
85	紫萁贯众	有小毒	5~9g		

注:"＊"为28种毒性峻烈中药饮片

附件3　需要特殊煎煮的中药饮片

先煎	石膏、寒水石、赤石脂、磁石、紫石英、白石英、海浮石、青礞石、花蕊石、自然铜、牡蛎、石决明、珍珠母、海蛤壳、瓦楞子、龟甲、鳖甲、穿山甲、龙骨、龙齿、石膏、钟乳石、鹿角霜、赭石、蛤蚧、禹余粮、滑石、水牛角、制川乌、制草乌、制附子
后下	豆蔻、砂仁、鱼腥草、薄荷、降香、青蒿、徐长卿、大黄、钩藤、番泻叶、沉香、苦杏仁
包煎	滑石粉、旋覆花、辛夷、五灵脂、儿茶、海金沙、辛夷、蒲黄、车前子、葶苈子
另煎	人参、红参、西洋参、冬虫夏草、羚羊角
烊化	阿胶、鹿角胶、龟甲胶
冲服	三七粉、血竭、鹿茸、羚羊角、雷丸、猪胆粉
溶化	芒硝、玄明粉等

附件4 常用中成药品种分类

分类	二级分类	三级分类	药品名称	儿科专用中成药
解表剂	辛温解表	/	表实感冒颗粒、风寒感冒颗粒、感冒清热感冒颗粒(软胶囊、颗粒、咀嚼片、胶囊)、感冒软胶囊、荆防颗粒(合剂)、伤风停片(胶囊)、桂枝合剂、正柴胡饮颗粒(胶囊)、感冒疏风丸(滴丸)、九味羌活丸、午时茶颗粒(胶囊)、调胃消滞丸	解肌宁嗽片(丸、口服液)、小儿清感灵片
	辛凉解表	/	风热感冒片、感冒清片(胶囊)、感冒退热颗粒(胶囊、泡腾片)、金羚感冒片(胶囊)、精制银翘解毒片(胶囊)、抗感颗粒(口服液、颗粒、胶囊、泡腾片)、羚翘解毒丸(片、颗粒、口服液)、羚羊感冒胶囊(片、丸、糖浆、口服液、胶囊)、桑菊感冒颗粒、清热灵颗粒、桑菊银翘散、感冒舒颗粒、强力感冒片、双黄连合剂(口服液、糖浆、注射液)、维C银翘片、银翘解毒丸(软胶囊、合剂、颗粒)、银翘片、重感灵片、银翘伤风胶囊、治感佳胶囊(软胶囊、片、颗粒、胶囊)、热可平注射液(胶囊)、感冒止咳颗粒(胶囊)、苦甘颗粒、柴胡注射液(滴丸)、柴胡感冒片、桑姜感冒片、感冒清热颗粒(片、颗粒)、芎菊上清丸(片、颗粒、糖浆)、芙朴感冒颗粒(胶囊)	小儿百寿丸、小儿风热清颗粒(合剂)、小儿感冒茶(颗粒)、小儿感冒颗粒(口服液、片)、小儿感冒宁糖浆、小儿解表颗粒、小儿清咽颗粒、小儿清咽颗粒、小儿退热口服液、小儿热速清颗粒(口服液、颗粒)、童清热口服液、清解糖浆(口服液、颗粒)、儿童清热解液、儿金丹片、健儿清解液
	表里双解	/	双清口服液(合剂)、清瘟解毒片、葛根芩连片(口服液、颗粒、颗粒、胶囊、丸)、防风通圣丸(颗粒、胶囊、片)、上清丸(胶囊、片)	/
	扶正解表	/	参苏丸(片、胶囊)	/
清热剂	清热泻火	/	黄连上清片(丸、颗粒、胶囊)、栀子金花丸、一清颗粒(软胶囊、胶囊)、导赤丸、三黄片(丸、胶囊)、醒脑降压丸、牛黄上清胶囊(丸、软胶囊、片)、清火片(胶囊)、新清宁片(胶囊)、夏枯草膏(口服液、颗粒、胶囊、片)、大黄清胃丸、复方牛黄清胃丸、黄连胶囊、黄连清胃丸、牛黄清胃丸	/

154

分类	二级分类	三级分类	药品名称	儿科专用中成药
清热剂	清热解毒	/	连翘败毒丸、麝香牛黄丸、鱼金注射液、复方大青叶合剂（注射液、颗粒）、消炎退热颗粒（胶囊、合剂）、牛黄消炎灵丸（胶囊、片、丸、软胶囊）、牛黄解毒胶囊（片、丸、软胶囊）、连必治注射液、金连清热颗粒、金连花软胶囊、金银花软胶囊（口服液、分散片、胶囊、分散片）、清开灵滴丸、颗粒（软胶囊、片、泡腾片、颗粒）、新雪颗粒（丸、片）、芩心莲片（丸、片、软胶囊、胶囊、注射液）、热炎宁颗粒、分散片（合剂）、莲芝消炎滴丸（片、颗粒、胶囊）、活血消炎丸、清血内服液、复方双花片（胶囊）、功劳去火片（胶囊、颗粒、滴丸）、牛黄醒消丸、京制牛黄解毒丸（片、颗粒、糖浆、咀嚼片）、猴耳环消炎片（茶、糖浆、软胶囊、片）、复方红根草片、板蓝根颗粒（片）、六神丸	小儿咽扁颗粒、小儿化毒胶囊（散）、腮腺炎片、万应胶囊、紫金化毒颗粒、小儿清热宁颗粒
	清热凉血	/	五福化毒丸、六味消痔片、痔宁片、痔康片、痔瘘佳片、地榆槐角丸、痔炎消颗粒	/
和解剂	和解少阳	/	少阳感冒颗粒、小柴胡颗粒（泡腾颗粒、片、泡腾片）	/
	调和肝脾	/	逍遥丸（片、颗粒、合剂、软胶囊、口服液）、加味逍遥丸（胶囊、颗粒、片）、肝达康颗粒（片、胶囊）、五灵丸、乙肝灵丸（胶囊）、四逆散	/
	调和肠胃	/		/
祛暑剂	清暑利湿	/	六一散、益元散	/
	解毒辟秽	/	痧药、避瘟散、紫金锭（散）、红灵散、暑症片	/
	祛暑和中	/	十滴水酊剂（软胶囊、胶丸）、六合定中丸、四正丸	/
	清热祛暑	/	清热银花糖浆、暑热感冒颗粒、清暑解毒颗粒、甘露消毒丸、金银花露	/

155

续表

分类	二级分类	三级分类	药品名称	儿科专用中成药
祛暑剂	祛暑解表	/	纯阳正气丸(胶囊)、沙溪凉茶颗粒(茶)、暑湿感冒颗粒、保济丸(口服液)	/
	益气清暑	/	清暑益气丸	香苏正胃丸
开窍药剂	凉开	/	绿雪胶囊、牛黄清热胶囊(散)、万氏牛黄清心丸(片)、紫雪丹剂(散、片、胶囊)、局方至宝丸、牛黄清宫丸、牛黄醒脑丸、安宫牛黄丸(散)、珍黄安宫片、瓜霜退热灵胶囊、醒脑静注射液、清开灵注射液、通窍镇痛散	/
	温开	/	神香苏合丸、苏合香丸、十香返生丸	/
泻下剂	寒下	/	通便宁片、九制大黄丸、牛黄至宝丸、当归龙荟丸(片)、清泻丸、清宁丸、莫家清宁丸	/
	润下	/	通便灵胶囊(茶)、麻仁胶囊(丸、软胶囊、合剂)、麻仁润肠丸(软胶囊)、麻仁滋脾丸、通幽润燥丸	/
	温下	/	苁蓉通便口服液	/
	通腑降浊(攻补兼施)	/	尿毒清颗粒、肾衰宁(片)	/
	峻下逐水(逐水)	/	舟车丸、控涎丸	/
理气剂	疏肝理气(理气疏肝)	/	柴胡舒肝丸、平肝舒络丸、舒肝止痛丸、胆乐胶囊、澳泰乐颗粒(胶囊、片)、护肝片(胶囊、颗粒)	/

续表

分类	二级分类	三级分类	药品名称	儿科专用中成药
理气剂	理气和中	/	越鞠丸（片）、越鞠保和丸、左金丸（胶囊、片）、加味左金丸、舒肝平胃丸、戊己丸、宽胸舒气化滞片、舒肝健胃冲剂（丸、口服液）、朴沉化郁丸、调胃舒肝丸、复方陈香胃片、健胃愈疡片（颗粒、胶囊）、平安丸、气滞胃痛颗粒（片、胶囊）、和胃片、猴头健胃灵胶囊、胃逆康胶囊、健胃片、木香分气丸、野苏颗粒、复方胃宁片、六味木香胶囊（散）、胃药胶囊、胃院舒颗粒、养胃宁胶囊、珍珠胃安丸、乌贝颗粒（胶囊）、快胃片、四方胃片（胶囊）、溃疡康颗粒、木香顺气丸（颗粒）、苏南山肚痛丸、肝脾康胶囊、中满分消丸、摩罗丹、溃得康颗粒、三九胃泰胶囊（颗粒）、胃苏颗粒（颗粒）、香砂平胃片（颗粒、散）、舒肝和胃丸（口服液）、沉香化气丸（片、胶囊）、沉香舒气丸、开胸顺气丸（胶囊）	/
祛湿剂	清热利湿	/	肾炎灵胶囊、肾炎四味胶囊（颗粒、片、丸）、复肾宁胶囊（片、胶囊）、肾炎炎宁颗粒（片、胶囊）、肾炎解热片	/
	清肝利胆	/	当飞利肝宁胶囊（片）、肝炎康复丸、金龙舒胆颗粒、利肝片、乙肝解毒胶囊、乙肝清热解毒胶囊（颗粒、片）、肝福颗粒、鸡骨草胶囊、肝宁片、清肝利胆胶囊（口服液）、双虎清肝颗粒、茵山莲颗粒、利肝隆颗粒（颗粒）、强肝胶囊（片、糖浆、丸）、乙肝宁颗粒（片）、复方益肝丸、胆石通胶囊、胆石清片、金胆片、茵胆平肝胶囊（片）、益肝灵胶囊（片、颗粒）、利胆排石颗粒、复方益肝灵片、乌军治胆片、消炎利胆胶囊（颗粒、片）、胆宁片、复方胆通胶囊、方益肝灵片、肝舒乐颗粒、黄疸肝炎丸、苦黄注射液、利胆片、龙胆泻肝丸（颗粒）、口服液、胰胆炎合剂、茵栀黄口服液（颗粒、注射液）、茵陈五苓丸、茵连清肝合剂	/

续表

分类	二级分类	三级分类	药品名称	儿科专用中成药
祛湿剂	利湿通淋	/	八正合剂（胶囊、颗粒、片）、汤淋灵颗粒、分清五淋丸、复方石韦片、金钱草片、泌尿宁颗粒、尿感宁颗粒、清淋颗粒、三金胶囊（片）、复方石韦胶囊（颗粒、片）、肾舒颗粒、五淋丸、复方金钱草颗粒、尿石灵胶囊、尿路通片、肾石通颗粒、消石片、排石颗粒、石淋化石丸、五淋化石丸、复方石淋通胶囊（片）、结石通片（胶囊）、癃清胶囊、癃闭舒胶囊（片）、前列舒乐胶囊（片）、前列回春胶囊（丸）、男康片、前列通胶囊（片）	/
	温化水湿	/	五苓胶囊（片、散）、强肾片、肾康宁胶囊（片）、肾炎舒胶囊（颗粒、片）、肾炎舒胶囊（颗粒、片）、肾炎消肿片、肾炎康复片、泽桂癃爽胶囊（片）、癃闭通胶囊、前列舒乐胶囊（颗粒、片）、萆薢分清丸	/
	化湿和胃	/	藿香正气丸（口服液、片、合剂、滴丸、软胶囊、颗粒）	/
止泻剂	祛湿止泻	/	肠康片、加味香连丸、痢特敏片、痢必灵丸、连蒲双清片、香化滞片（丸）、香连胶囊（片、丸）、泻痢消胶囊、白清黄片、肠胃宁片、肠炎宁片（糖浆）、枫蓼肠胃康合剂（胶囊、颗粒、片）、复方黄连素片、复方苦参肠炎康片、腹可安片、复方参肠炎康片、克泻灵胶囊、胃肠宁颗粒（片）、复方仙鹤草肠炎胶囊、止泻利颗粒	/
	健脾止泻	/	/	小儿泻速停颗粒、小儿泻痢片、泻定胶囊、儿泻停颗粒、止泻灵片（颗粒、糖浆）、幼泻宁颗粒、小儿泻宁颗粒、小儿泻宁袋泡剂（糖浆）、健脾康儿片、小儿健脾（丸、口服液）、小儿止泻安颗粒
	固肠止泻	/	固肠止泻丸（胶囊）、四神丸（片）、固本益肠片（胶囊）、补脾益肠丸	/

续表

分类	二级分类	三级分类	药品名称	儿科专用中成药
治风剂	疏散外风	/	川芎茶调袋泡剂(颗粒、口服液、片、散、丸)、天麻头痛片、通天口服液、清眩片(丸)、镇脑宁胶囊	/
	平肝息风	/	安宫降压丸、复方罗布麻颗粒(片)、脑立清胶囊(丸、片)、杜仲双降袋泡剂、天麻头风灵胶囊、复方羚角降压片、心脑静片、牛黄降压胶囊(丸、片)、晕可平颗粒、降压平片、山菊降压片(山楂降压片、丸)、清脑降压片(胶囊、颗粒)、清肝降压胶囊、全天麻胶囊(片)、天麻首乌片、晕痛定片、羚羊角胶囊、清眩治瘫丸、玉真散、强力天麻杜仲胶囊(丸)、羚羊角注射液琥珀抱龙丸	/
	息风化痰	/	胶擎宁颗粒(片)、晕复静片、半复天麻丸、再造丸、醒脑再造胶囊(丸)、医痫丸、癫痫宁片、羊痫疯丸、补脑丸、复方蛇胆陈皮末、牛黄清心丸(局方)	牛黄抱龙丸、八宝惊风散
祛痰止咳平喘剂	清热化痰	/	良园枇杷叶膏、川贝枇杷糖浆(颗粒、口服液、片、露、胶囊)、强力枇杷露(口服液、片、露、胶囊)、蛇胆川贝散(口服液、胶囊)、蛇胆川贝液、三蛇胆川贝散(口服液、胶囊)、软胶囊、清肺化痰丸、三蛇胆川贝液、射麻口服液、牛黄蛇胆川贝散(滴丸、液、软胶囊、片)、清肺抑火丸、祛痰灵口服液、清气化痰丸(片、膏)、复方鲜竹沥液、橘红丸(片、颗粒、膏)、竹沥达痰丸、鱼腥草注射液、复方鲜竹沥液、竹沥达痰丸(片)、黛蛤散、克咳胶囊(片)、除痰止嗽丸、复方百部止咳糖浆、金贝痰咳清颗粒、礞石滚痰丸、芒果止咳片、枇杷止咳颗粒、止咳枇杷颗粒	/
	止咳平喘	/	强力止咳宁胶囊、止咳橘红丸(胶囊、口服液)、芩暴红止咳片(胶囊、颗粒、口服液)、止嗽化痰丸(胶囊、颗粒)、清热镇咳糖浆、羊胆丸、止咳枇杷颗粒、羚羊清肺丸、羊羔丸、二母安嗽丸、解热清肺糖浆、治咳川贝枇杷露(滴丸)、风热咳嗽胶囊、止咳平喘糖浆、止嗽定喘合剂(片、丸)、止嗽咳喘宁糖浆、海珠喘息定片、清肺消炎丸、清珠喘息定片、羊贝胶囊、止咳平喘糖浆、止嗽定喘合剂(片、丸)、止嗽咳喘宁糖浆、百咳静糖浆、降气定喘丸、急支糖浆、杏贝止咳合剂(注射液)、咳喘宁合剂(片)、蠲哮片、降气定喘丸、百咳静糖浆、咳喘枇杷糖浆、痰咳清片	/

续表

分类	二级分类	三级分类	药品名称	儿科专用中成药
祛痰止咳平喘剂	润肺化痰止咳平喘	/	参贝北瓜膏(颗粒)、养阴清肺膏(丸、糖浆、颗粒、合剂)、二冬膏、橘红梨膏(含片)、枇杷叶膏(糖浆)、润肺膏、罗汉果玉竹颗粒、雪梨止咳糖浆、蛇胆川贝枇杷膏、润肺止嗽丸、二母宁嗽丸(片、颗粒)、秋燥感冒颗粒、川贝雪梨膏(糖浆)、蜜炼川贝枇杷膏	/
	散寒化痰止咳平喘	/	苓桂咳喘宁胶囊、消咳喘糖浆(片、颗粒)、华山参片(滴丸、颗粒、胶囊)、满山红油胶丸(滴丸)、定喘膏、痰饮丸、桂龙咳喘宁胶囊(片、膏、颗粒)、复方川贝精片(颗粒、胶囊)、参茸黑锡丸、小青龙胶囊(合剂)、止咳立效片、镇咳宁颗粒(胶囊、片、口服液)、风寒咳嗽颗粒、止咳宝片、止咳青果颗粒(胶囊、片)、止咳青果丸(口服液)、宁嗽露糖浆、杏苏止咳颗粒(糖浆)、通宣理肺丸	/
	燥湿化痰止咳平喘	/	二陈丸(合剂)、壮腰油胶丸(滴丸、乳)、蛇胆陈皮胶囊(液、散、片)、复方满山红糖浆、远志酊(糖浆)、流浸膏、橘贝半夏颗粒、橘红化痰片(丸、胶囊)、桔梗冬花片(颗粒)、橘红痰咳颗粒(煎膏、合剂)、祛痰止咳颗粒(胶囊)、痰咳净片(散)、杏仁止咳糖浆(口服液、颗粒)、咳喘顺丸	/
	补肺益肾纳气平喘	/	佰制咳喘胶囊、理气定喘丸、人参保肺丸、复方蛤青片(胶囊、注射液)、如意定喘片、咳宁颗粒(糖浆)、固本咳喘片(胶囊)、补金片(胶囊)、固肾定喘丸、补肾防喘片、蛤蚧定喘丸、七味都气丸、金水宝丸、百令胶囊、苏子降气丸	/
消导剂	消积(食)导滞	/	六味安消胶囊(散、片)、槟榔四消丸(散、片)、沉香化滞丸、木香槟榔丸、胃力片(胶囊)、烂积丸、保和丸(颗粒、液、口服液)、大山楂丸(片、颗粒)、山楂化滞丸、咀嚼片、加味保和丸、调中四消丸、积实导滞丸	疳积散、小儿化食丸(口服液)、清胃保安丸、一捻金(胶囊)、小儿泄泻停颗粒、消食退热糖浆、儿童清热导滞丸、小儿康颗粒

续表

分类	二级分类	三级分类	药品名称	儿科专用中成药
消导剂	健脾(胃)消食	/	健脾丸(糖浆、颗粒)、健胃消食片(颗粒、口服液)、香果健消片(胶囊)、枳术丸(颗粒)、醒脾开胃颗粒、和中理脾丸、胃得安片(胶囊)、香砂枳术丸、开胃山楂丸	小儿消食颗粒(咀嚼片、片)、健儿肠胃康颗粒(合剂)、小儿肠胃康颗粒、抱龙丸、复方消食颗粒、健儿素颗粒、健脾消食丸、婴儿健脾散(颗粒)、口服液)、儿宝膏(颗粒)、儿康宁糖浆、健儿糖浆、化积颗粒(片、散、口服液)、健儿乐颗粒、利儿康口服液(片)、小儿香橘丸、胃肠安丸、香苏调胃片、乐儿康糖浆、小儿肝炎颗粒
安神剂	补养安神	/	芪冬颐心口服液(颗粒)、天王补心丸(液、片、丹)、柏子养心丸(片、胶囊)、安神补心丸(胶囊、颗粒、片)、养血安神丸(糖浆、片、颗粒)、抗脑衰胶囊、安神胶囊、枣仁安神颗粒(液、胶囊)、养阴镇静片(丸)、益心宁神片(颗粒、口服液、胶囊、软胶囊)、脑乐静(颗粒、胶囊、糖浆)、安神健脑液(颗粒、青)、七叶神安片(滴丸)、紫芝多糖片、养心定悸口服液(颗粒、合剂)、北芪五加片、五味五加胶囊(片)、五味子糖浆、健脑安神片(颗粒)、活力源片(口服液、胶囊)、滋肾宁神丸(颗粒)、神衰康颗粒(口服液、胶囊)、五加参精、刺五加脑灵液(胶囊)、强力脑清素片	/

续表

分类	二级分类	三级分类	药品名称	儿科专用中成药
安神剂	重镇安神	/	泻肝安神丸(胶囊)	/
	疏郁安神(疏肝解郁)	/	解郁安神颗粒(胶囊)	/
活血剂	活血化瘀	/	竹叶椒片、益心酮软胶囊(胶囊、片、分散片、滴丸)、丹参颗粒(片、注射液)、双丹颗粒(片、软胶囊、膏)、心达康胶囊(片、软胶囊)、心脑舒通片(胶囊)、银杏叶片(胶囊)、软胶囊、口服液、滴剂、滴丸、分散片、酊剂)、灯盏花颗粒、灯盏细辛胶囊(软胶囊、注射液)、通脉颗粒(胶囊)、血塞通片(分散片、泡腾片、胶囊、软胶囊、注射液、颗粒、滴丸)、消栓通络胶囊(颗粒、片)、脑震宁颗粒、愈风宁心片(颗粒、胶囊、口服液、滴丸)、脑脉泰胶囊、脑得生胶囊(咀嚼片、丸、颗粒)、益脑复健胶囊、活血解毒丸、保心片(颗粒)、丹七片、灯盏花素(片、滴丸、注射液)	/
	行气活血	/	安胃片、九气拈痛丸(胶囊)、清胰利胆颗粒、胃康胶囊、元胡止痛片(颗粒、分散片、软胶囊、口服液、滴丸)、荜铃胃痛颗粒、复方丹参滴丸、复方丹参片(颗粒、片、含片、口服液、胶囊、软胶囊)、冠心宁片(胶囊)、冠心丹参滴丸、冠心丹参胶囊(滴丸、颗粒、胶囊、片、泡腾片)、冠心康片(颗粒、丸、软胶囊)、心脉通片、心宁片、血府逐瘀口服液(颗粒、丸、咀嚼片、胶囊、片)、精制冠心软胶囊(颗粒、片、胶囊)、可达灵片、冠心苏合丸(软胶囊)、速效救心丸、心可舒片(咀嚼片、颗粒、胶囊)、地奥心血康片(颗粒、胶囊)、舒心降脂片、黄杨宁片、麝香心脑乐片(胶囊)、夏天无片(胶囊)、醒消丸、强力脑心康片(口服液、胶囊)、和络舒肝片(胶囊)、中华肝灵片(胶囊)、香丹注射液、尿塞通片	/

续表

分类	二级分类	三级分类	药品名称	儿科专用中成药
活血剂	益气活血	/	血栓心脉宁片（胶囊）、山玫片（胶囊）、心痛康片（胶囊）、心脑康片（胶囊）、正心泰片（颗粒、胶囊）、胃肠复元膏、胃乃安胶囊、舒心口服液（颗粒、糖浆）、冠心静片、参芍片（胶囊）、山海丹片、通心络胶囊（胶囊、口服液）、脉络通片（颗粒）、诺迪康颗粒、脑安片（颗粒）、消栓通颗粒、消栓颗粒（口服液、胶囊）、心通颗粒（胶囊、口服液）、通脉宝膏、通塞脉片、软脉灵口服液（合剂）、益脑宁片（胶囊）	/
	滋阴活血	/	冠心生脉口服液（丸）、滋心阴口服液（颗粒、胶囊）、脉络宁注射液、康尔心颗粒（胶囊）、洛布桑胶囊（口服液）、心荣口服液（颗粒、胶囊）、益心复脉颗粒、益心舒胶囊（片、颗粒）、益心通脉颗粒、复方血栓通胶囊（软胶囊、片、颗粒）、宁心宝胶囊（口服液）	/
	祛瘀化痰（活血化痰）	/	偏瘫复原丸、麝香抗栓胶囊（丸）、人参再造丸、中风回春丸（片、胶囊）、抗栓再造丸	/
	温阳活血	/	心宝丸、益心丸、麝香保心丸、灵宝护心丹	/
	化瘀消癥	/	化癥回生片、脑血康片、脑血康片（颗粒、胶囊、滴丸、口服液、丸）	/
止血剂		/	裸花紫珠片（颗粒、胶囊、分散片）、景天三七糖浆剂、三七血伤宁胶囊（散）、云南红药散（胶囊）、止血定痛片、三七片（胶囊）、固本统血颗粒、止红肠辟丸、益气止血颗粒、止血宝片（颗粒、胶囊）、紫地宁血散、血康胶囊、贵平宁颗粒、紫珠止血液、荷叶丸、止血宁安片、血美安片（胶囊）、复方芳参片、四红丹、脏连丸、江南卷柏片、槐角丸	/

续表

分类	二级分类	三级分类	药品名称	儿科专用中成药
补益剂	补气	/	复胃散胶囊、胃舒宁颗粒（片）、香砂六君丸、养胃胃颗粒（片）、开胃健脾丸、海洋胃药、补中益气丸（颗粒、合剂）、启脾丸、人参健脾丸、参苓白术散（颗粒、丸）、参苓健脾胃颗粒、六君子丸、参芪片、四君子丸（颗粒、合剂）、补气升提片、熊胆救心丹、黄芪注射液（片、颗粒）、刺五加片、参芪五味子片（颗粒）	/
	补阳	/	杜仲补天素片、桂附地黄丸（颗粒、片）、济生肾气丸（片）、青娥丸、腰肾膏、杜仲颗粒、肠胃肾宁片、龟鹿补肾丸（胶囊、口服液）、回春胶囊、健脑补肾丸、深海海龙胶囊、全鹿丸、普乐安胶囊（片）、右归丸、强龙益肾胶囊、海龙蛤蚧口服液、颐和春胶囊、添精补肾、马多糖丸、强阳保肾丸、温肾助阳药酒、蚕蛾公补片、仙乐雄胶囊、蚕龙液、健阳片、五子衍宗丸（片）、巴戟口服液、肾宝合剂、延龄长春胶囊、肾宝口服液、肾宝合剂（片、口服液）	/
	补血	/	益血生胶囊	/
	补阴	/	百合固金丸（片、颗粒、口服液）、大补阴丸（片、胶囊）、抗痨胶囊、养阴清肺颗粒（片、胶囊）、阴虚胃痛颗粒（片、胶囊）、益龄精、二至丸、归芍地黄丸、杞菊地黄丸、养阴降压胶囊、维血升颗粒、六味地黄颗粒（颗粒、片、胶囊、软胶囊、丸）、退龄颗粒、知柏地黄丸（颗粒、片）、精乌胶囊、精乌糖浆、首乌丸、精乌冲剂、肝肾滋（颗粒、口服液）、衍宗丸（片、口服液）	/
	气血双补	/	再造生血片（胶囊）、人参首乌胶囊（精）、人参归脾丸、田七补血丸、复方扶芳藤合剂、益气十全养血口服液、阿胶益寿晶、八珍颗粒（丸、胶囊、片）、驴胶补血颗粒、升气养元糖浆、十全大补口服液（丸）、消痨灵、养血饮口服液、益气养元颗粒、健延龄颗粒、生血宝颗粒、阿胶三宝膏、复方阿胶浆、薯蓣丸、归脾丸（合剂）、阿胶补血膏（颗粒、口服液）、当归补血口服液（颗粒、丸）、山东阿胶膏、升血灵颗粒、益气维血颗粒、益气补血口服液、益元气血调元汤、黄芪精、人参养荣丸、参茸阿胶、益中生血片	健脾生血颗粒（片）

续表

分类	二级分类	三级分类	药品名称	儿科专用中成药
补益剂	益气养阴	/	参麦注射液、生脉片(颗粒、胶囊、口服液)、生脉注射液、稳心颗粒、养心颗粒(丸)、人参固本丸、黄芪生脉饮、虚汗停颗粒(胶囊)、心脑舒口服液、益肺清化膏、养阴清肺生血合剂	/
	阴阳双补	/	补肾强身胶囊(片)、古汉养生精、鹿角胶颗粒、健步丸、血宝胶囊、清宫长春胶囊、固本强身胶囊、参茸固本片、杜仲补腰合剂、补肾康乐胶囊、补肾益脑片(丸、胶囊)、参茸卫生丸、三宝胶囊、生力胶囊、还少胶囊、抗衰复春片、龟鹿二仙膏、麒麟丸、七宝美髯丸(颗粒、口服液)	/
温里剂	温中散寒	/	安中片、理中丸(软胶囊、滴丸)、胃炎宁颗粒、温胃舒泡腾片(颗粒、软胶囊)、香砂养胃丸(颗粒、片、口服液、胶囊)、仲景胃灵丸(片)、丹桂香颗粒(胶囊)、复方春砂颗粒、桂附理中丸、胃肠灵颗粒、小建中合剂(颗粒、胶囊)、虚寒胃痛胶囊(颗粒)、复方田七胃痛胶囊、丁蔻理中丸、御制平安丸、附子理中丸(丸、口服液)、参桂理中丸、黄芪健胃膏、香砂理中丸、胃肠灵颗粒、固香橘核丸、十香丸	/
	回阳救逆	/	四逆汤合剂、参附注射液	/
固涩剂	固表止汗	/	复芪止汗颗粒、玉屏风颗粒(口服液、胶囊)	/
	涩精止遗	/	金樱子膏、金锁固精丸(丸)、锁阳固精丸、缩泉丸(胶囊)	/
蠲痹通络剂	祛寒通痹	/	风湿痹痛药酒、冯了性风湿跌打药酒、大活络丸(胶囊)、活络丸、风湿膏丸、风湿骨痛丸(胶囊、颗粒)、风寒双离拐片、复方雪莲胶囊、寒湿痹颗粒、寒湿痹片(丸)、祛风湿膏(颗粒)、虎力散、金钱白花蛇药酒、马钱子散、木瓜丸、祛风舒筋丸、祛风止痛片(丸、胶囊)、麝香风湿胶囊、疏风定痛丸、国公酒、国公酒(片)、塞隆风湿酒、消络痛胶囊、消痛贴膏、寒热痹颗粒、风湿定片(胶囊)、小活络丸(片)、伸筋活络丸、三两半药酒、风湿酒、风湿液、骨龙胶囊、骨刺消痛片、附桂骨痛片、腰痹宁胶囊	/

续表

分类	二级分类	三级分类	药品名称	儿科专用中成药
瞵痹通络剂	清热通痹	/	二妙丸、三妙丸、四妙丸、风湿圣药胶囊、当归拈痛丸、风湿定胶囊(片)、昆明山海棠片、雷公藤多苷片、雷公藤片、湿热痹片(颗粒、胶囊)、痛风定胶囊(片)、稀桐丸(胶囊)、滑膜炎颗粒	/
	活血通痹	/	风湿马钱片、黄瑞香注射液、盘龙七片、神农药酒、疏风活络丸(片)、舒筋活络酒、雪莲注射液、追风舒经活血片、瘀血痹颗粒(胶囊、片)、活血壮筋丸(胶囊、丹)、骨刺宁胶囊(片)、颈舒颗粒、复方康颗粒、祖师麻片(注射液)、正清风痛宁片(缓释片、胶囊)	/
	补虚通痹	/	通痹胶囊(片)、天麻丸(片、胶囊)、鹿筋壮骨酒、妙济丸、独活寄生合剂(颗粒、丸)、尪痹颗粒(片、胶囊)、杜仲壮骨丸、骨仙片、健步强身丸、天麻祛风补片、芬龙骨刺片、抗骨增生胶囊(颗粒、丸)、壮骨关节丸、颈痛灵药酒	/
五官科	耳病	/	耳聋丸、通窍耳聋丸、耳聋左慈丸	/
	鼻病	/	鼻通丸、利鼻片、辛芩颗粒(片)、香菊片(颗粒、胶囊、含漱剂)、鼻炎片(颗粒、胶囊、含片)、鼻渊舒口服液、鼻窦炎片、辛芳鼻炎胶囊、鼻窦炎口服液、辛夷鼻炎丸、千柏鼻炎片(胶囊、颗粒)、鼻炎康片(胶囊、颗粒)、鼻窒清毒片、鼻咽清毒片(颗粒)	/
	咽喉病	/	银黄含片(颗粒、口服液、片)、银黄注射液、复方鱼腥草片(颗粒、胶囊、合剂、软胶囊)、复方瓜子金颗粒(含片)、利咽解毒颗粒、清咽润喉丸、清咽利膈丸、桂林西瓜霜(胶囊、合片)、清咽滴丸、双梅润喉丸、万通炎康片(片、胶囊)、复方黄芩片、西瓜霜润喉片、复方草珊瑚含片、金嗓开音丸、众生丸(片、胶囊、咀嚼片)、梅花点舌丸(胶囊、润喉片、复方草珊瑚含片、山豆根胶囊、糖浆)、咽喉清口服液、蓝芩口服液(颗粒)、冬凌草含片(胶囊、含草片)、清火栀麦胶囊(片、丸)、西黄清醒丸、青果丸(片)、清火栀麦胶囊(片、丸)、西黄清醒丸、喉症片、冰硼丸、喉症丸、	/

166

续表

分类	二级分类	三级分类	药品名称	儿科专用中成药
五官科		✓	阮氏上清丸、咽喉消炎丸、珍黄丸、喉疾灵胶囊(片)、热毒清片(锭)、清膈丸、健民咽喉片、金参润喉合剂、玄麦甘桔含片(颗粒,胶囊)、余甘子喉片、藏青果颗粒(含片)、清喉咽颗粒(合剂)、利咽灵片、鼻咽灵片、金鸣片、清音丸(片)、清喉利咽颗粒、黄氏响声丸(茶)、金嗓清音丸(胶囊)、金嗓散结丸(片,胶囊)、金嗓利咽丸(片,胶囊、颗粒,片)、铁笛丸(片,口服液)	✓
	口腔病	✓	齿清消炎灵颗粒、牙痛一粒丸、口炎清颗粒、补肾固齿丸	
	眼病	✓	明目蒺藜丸、拨云退翳丸、开光复明丸、黄连羊肝丸(片)、熊胆丸(胶囊、滴丸)、明目上清丸(片)、丹红化瘀口服液、补益蒺藜丸(颗粒,胶囊)、琥珀还睛丸、明目地黄丸(胶囊)、明珠口服液、石斛夜光颗粒(丸)、石斛明目丸、障眼明片(胶囊)、增光片	✓
皮肤科	清热剂	✓	复方珍珠暗疮片(胶囊)、金花消痤丸(胶囊)、清热暗疮片(丸,胶囊)、通便消痤胶囊(片)、消痤丸、复方青黛丸(片,胶囊)、狼疮丸	✓
	祛湿剂	✓	当归苦参丸、湿毒清片(胶囊)、皮肤病血毒丸、银屑灵(颗粒)	✓
	祛风剂	✓	皮敏消胶囊、乌蛇止痒丸、消风止痒颗粒	✓
	活血剂	✓	白癜风胶囊(丸)、白灵片、消银颗粒(片,胶囊)	✓
	补益剂	✓	斑秃丸、养血生发胶囊、白蚀丸	✓
妇产科	月经病	补益气血	妇科调经片、女金丸、定坤丹、当归流浸膏、复方鸡血藤膏(鸡血藤膏)、妇康宁片(滴丸)、安坤颗粒、当归丸(复方当归丸)、安坤赞育丸、当归益母胶囊(丸)、当归养血丸、十二乌鸡白凤丸、同仁乌鸡白凤口服液(丸)、乌鸡白凤片(胶囊,丸)、养血当归糖浆、调经止痛鸡白凤丸、妇科回生丸、加味八珍益母膏、五加生化胶囊、参茸白凤丸、八宝坤顺丸、复方乌鸡口服液	✓

续表

分类	二级分类	三级分类	药品名称	儿科专用中成药
妇产科		理气活血（调经）	调经活血片、调经丸、妇科得生丸、痛经宁糖浆、复方益母口服液、七制香附丸、得生丸、妇科十味片、香附丸、益母草丸（胶囊、膏、颗粒）、潮安胶囊、妇科通经丸、妇女痛经丸、复方当归注射液、通经甘露丸、大黄䗪虫丸（胶囊、片）、妇痛宁滴丸、益母草颗粒（膏、胶囊、口服液）	/
		温经散寒	痛经宝颗粒、妇科万应膏、少腹逐瘀颗粒（丸）、田七痛经胶囊、痛经片、养血调经膏、复方益母草膏、鹿胎胶囊、天紫红女金胶囊、调经促孕丸、艾附暖宫丸	/
		固崩止血	血安胶囊、固经丸、妇科止血灵、断血流胶囊（颗粒、片、口服液）、宫血宁胶囊、止血灵胶囊、宫血停颗粒、参茜固经颗粒、止痛化癥胶囊	/
	带下病	清热利湿	白带丸、杏香兔耳风片、妇科千金片（胶囊）、宫炎平片、金刚藤糖浆、金鸡胶囊（颗粒、片）、妇炎康片、盆炎净颗粒、妇乐颗粒、花红颗粒、复方杏香兔耳风颗粒、妇炎平胶囊（片）、妇炎平胶囊、复方杏香兔耳风颗粒、宫炎平胶囊（片）、抗宫炎胶囊	/
		健脾胜湿	除湿白带丸、妇科白带膏、千金止带丸、妇良片、愈带丸	/
		益肾止带	妇宝颗粒	/
	妊娠病	/	参茸保胎丸、保胎丸、滋肾育胎丸	/
	产后病	通乳药	乳泉颗粒、下乳涌泉散、生乳灵、通乳颗粒	/
		产后杂病	产复康颗粒、产妇安口服液、妇康丸、加味生化颗粒、生化丸、胎产金丸、新生化颗粒	/

续表

分类	二级分类	三级分类	药品名称	儿科专用中成药
妇产科	杂病	围绝经期综合征	更年安片、坤宝丸、更年宁心胶囊、龙凤宝胶囊	/
		乳腺疾病	乳增宁片(胶囊)、乳核散结片、乳核宁颗粒、乳块消胶囊(片)、乳宁颗粒、乳康片、乳癖消胶囊(颗粒、片)、消核片	/
		子宫肌瘤	宫瘤清胶囊、桂枝茯苓胶囊(丸)	/
		不孕症	/	/
		其他	妇科分清丸	/
骨伤科	伤筋剂		九分散、正骨水、大七厘散、跌打活血散、跌打七厘散、跌打丸(片)、独一味胶囊(片)、风痛灵、红茴香注射液、七厘散(胶囊)、沈阳红药片、伸筋丹胶囊、舒筋活血定痛胶囊、中华跌打丸、五虎散(口服液)、愈伤灵胶囊、舒筋紫金丸、止痛紫金丸、消肿止痛酊、腰痛通胶囊、腰疼丸	/
	补益剂		养血荣筋丸、腰椎痹痛丸、壮腰健肾丸(片、口服液)、壮骨伸筋胶囊(片、散、丸)、接骨丸、伤科接骨片、接骨七厘胶囊、腰痛片	/
	骨折	/	回生第一丹(散、胶囊)、骨折挫伤胶囊、三花接骨散	/
	骨痿	/	骨松宝胶囊、肾骨胶囊	/
	其他	/	抗骨髓炎片、骨痨敌注射液	/
外用药	内科	/	九味羌活喷雾剂、双黄连气雾剂、双丹参气雾剂、疏痛安涂膜剂、心痛舒喷雾剂、尿毒灵灌肠液、野菊花栓、魏化痞膏	/
	外用药	/	复方丹参气雾剂、华山参气雾剂、通关散、安宫牛黄栓、银翘双解栓、宽胸气雾剂、前列安喷雾剂、复方卞正春、阿魏化痞膏、暖脐膏、十香暖脐膏	双黄连栓(小儿消炎栓)、复方大青叶栓剂、小儿腹泻外敷散、小儿健脾贴膏

续表

分类	二级分类	三级分类	药品名称	儿科专用中成药
外用药	外科	疮疡	阳和解凝膏、如意金黄散、龙珠软膏、京万红、拔毒膏、伤疡膏、拔毒生肌散、生肌玉红膏、生肌玉红膏、	／
	外用药	用药	九一散、生肌散、珍珠散、紫草膏、解毒生肌膏	
		肛肠用药	九华痔栓、消痔软膏、马应龙麝香痔膏、化痔栓剂、九华膏	
		烧烫伤药	烧伤灵酊剂、灌油、烫伤油、紫花烧伤膏、创灼膏	
	妇科	／	治糜灵栓、保妇康泡沫剂（栓）、红核妇洁洗液、洁尔阴泡腾片（洗液）、康妇软膏、消糜栓、妇宁栓	／
	外用药			
	皮肤科	／	皮肤康洗液、青蛤散、老鹳草软膏、九圣散、生发酊、外搽白灵酊、脚气散、癣湿药水（鹅掌风药水）	／
	外用药			
	五官科	／	滴耳油、耳炎液、鼻炎滴剂、滴通鼻炎水、西园喉药散、双料喉风散、咽速康气雾剂、冰硼散（膜剂、贴片）、珠黄吹喉散、锡类散、珠黄散、齿痛冰硼散、青黛散、障翳散、白敬宇眼药、八宝拨云散、白敬宇眼膏、复方熊胆滴眼剂、口腔溃疡散、马应龙八宝眼膏、障眼明目滴眼液（珍视明滴眼液）、珍珠明目液、夏天无眼药水、麝珠明目液、四味珍层冰硼滴眼液（珍视明滴眼液）、珍珠明目液	／
	外用药			
	骨伤科	／	止痛透骨膏、附桂风湿膏、狗皮膏、新型狗皮膏、天和追风膏、艾条、坎离砂、伤湿止痛膏、青东方活血膏、代温灸膏、骨痛灵酊、麝香镇痛膏、通络祛痛膏、一枝蒿伤湿祛痛膏、关节止痛膏、麝香壮骨膏、骨增生镇痛膏、复方南星止痛膏、祖师麻关节止痛膏、安阳精制膏、骨质宁搽剂、祖师麻膏药、骨友灵搽剂、奇应内消膏、跌打镇痛膏、神农镇痛膏、息伤乐酊、渴络欣跌打酊（贴膏）、沈阳红药气雾剂、祛伤消肿酊、少林风湿跌打膏、	／
	外用药			

170

续表

分类	二级分类	三级分类	药品名称	儿科专用中成药
			麝香祛痛搽剂(气雾剂)、麝香舒活灵筋痛消酊、按摩乳、双虎肿痛宁、损伤速效止痛气雾剂,外用无敌膏	
其他	抗肿瘤及肿瘤辅助用药	抗肿瘤用药	抗癌平丸、平消胶囊(片)、西黄丸(胶囊)、鸦胆子油乳注射液、华蟾素注口服液(片,注射液,胶囊)、安替可胶囊、复方苦参注射液、金蒲胶囊、艾迪注射液、康莱特注射液、肝复乐片、口服液消癌益肝片、复方斑蝥胶囊、肝复乐片	/
		肿瘤辅助用药	香菇多糖注射液、复方皂矾丸、生白口服液、金复康口服液、槐耳颗粒、健脾益肾颗粒(胶囊)	/
	调节血糖血脂药	调节血糖药	玉泉丸(颗粒,胶囊,片)、参精止渴丸(降糖丸)、参芪降糖颗粒(丸,颗粒,胶囊)、十味玉泉胶囊、糖尿乐胶囊、消渴安胶囊、消渴灵片、消渴平片、消渴丸、消渴灵胶囊、糖脉灵胶囊、养阴降糖片、芪蛭降糖胶囊(片)、金芪降糖片(胶囊,颗粒)、降糖舒胶囊、糖尿灵片、降糖胶囊	
		调节血脂药	降脂灵胶囊(颗粒,片)、山楂精降脂片(片,丸)、荷丹胶囊(片)、桑葛降脂丸、绞股蓝降血脂片、通脉降脂片、血脂康胶囊、化浊轻身颗粒、脂脉康胶囊、丹田降脂丸、健脾降脂颗粒、心安宁片、血脂灵片、血脂宁丸	/
	其他	/	消瘿丸、甲亢灵片(颗粒,胶囊)、小金丸(胶囊)、散结灵胶囊、内消瘰疬丸、季德胜蛇药片、乌梅丸	/

附件5　含有毒成分中成药品种

编号	药品名称	含主要有毒成分	编号	药品名称	含主要有毒成分
1	一捻金	朱砂、牵牛子	23	六神丸	蟾酥、雄黄
2	乙肝宁颗粒	川楝子	24	牙痛一粒丸	蟾酥、朱砂、雄黄
3	二十五味松石丸	朱砂、船形乌头	25	止咳宝片	罂粟壳浸膏
			26	止咳化痰丸	罂粟壳、苦杏仁
4	二十五味珊瑚丸	朱砂、磁石、草乌	27	牛黄抱龙丸	胆南星、全蝎、雄黄、朱砂
5	十一味能消丸	蛇肉(制)、硇砂	28	牛黄清心丸	苦杏仁、朱砂、雄黄
6	七珍丸	全蝎、朱砂、雄黄、胆南星、巴豆霜等	29	牛黄解毒片	雄黄
			30	牛黄镇惊丸	全蝎、朱砂、雄黄、胆南星、白附子(制)
7	七厘散	朱砂	31	风湿马钱片	马钱子粉(制)、全蝎
8	人参再造丸	全蝎、朱砂、胆南星、附子(制)	32	风湿骨痛胶囊	制川乌、制草乌
9	儿童清热丸	苦杏仁	33	六应丸	蟾酥、雄黄
10	九分散	马钱子粉(制)	34	六味木香散	闹羊花
11	九圣散	轻粉、红粉、苦杏仁	35	玉真散	生白附子、生天南星
12	三七伤药片	草乌(制)、雪上一枝蒿(制)	36	四逆汤	制附子
13	三子散	川楝子	37	再造丸	蕲蛇肉、全蝎、附子(制)
14	大黄蛰虫丸	土鳖虫(炒)、水蛭(制)、干漆(煅)、苦杏仁(炒)	38	血栓心脉宁胶囊	水蛭、蟾酥
			39	冰硼散	朱砂
15	万氏牛黄清心丸	朱砂	40	安宫牛黄丸	朱砂、雄黄
			41	妇科通经丸	巴豆、硇砂(醋制)
16	小儿至宝丸	白附子(制)、胆南星、全蝎、朱砂、雄黄	42	红灵散	雄黄、朱砂
			43	苏合香丸	朱砂
17	小儿金丹片	朱砂、胆南星	44	医痫丸	生白附子、制南星、蜈蚣、全蝎、雄黄、朱砂等11种
18	小儿惊风散	全蝎、雄黄、朱砂			
19	小金丸	制草乌			
20	小活络丸	制川乌、制草乌、胆南星	45	肠胃宁片	罂粟壳
			46	灵宝护心丹	蟾酥
21	马钱子散	马钱子粉(制)	47	局方至宝散	朱砂、雄黄
22	五味麝香丸	黑草乌	48	附子理中丸	制附子
			49	纯阳正气丸	朱砂、雄黄

编号	药品名称	含主要有毒成分	编号	药品名称	含主要有毒成分
50	金蒲胶囊	蜈蚣、蟾酥、半夏	58	控涎丸	制甘遂、红大戟
51	胃肠安片	朱砂、巴豆霜	59	琥珀抱龙丸	朱砂、胆南星
52	保赤散	巴豆霜、天南星（制）、朱砂	60	紫金锭	朱砂、雄黄
53	洋参保肺丸	罂粟壳、苦杏仁	61	紫雪	朱砂
54	祛风舒筋丸	制川乌、制草乌	62	暑症片	猪牙皂
55	益元散	滑石,甘草,朱砂	63	跌打丸	土鳖虫
56	通关散	猪牙皂	64	痧药	蟾酥、雄黄
57	梅花点舌丸	蟾酥、雄黄、朱砂	65	麝香保心丸	蟾酥

附件6　可致肝损伤的常用中成药品种

分类	药品名称
解表剂	维C银翘片、重感灵片、金羚感冒片、扑感片、感冒胶囊、防风通圣散、感冒灵颗粒（片）、三九感冒冲剂、新复方大青叶片、复方感冒灵片（颗粒）、速效伤风胶囊、速效感冒胶囊、小儿速效感冒灵、新速效感冒片、速效感冒冲剂、中联强效片、小儿速效感冒冲剂（片）
清热剂	牛黄解毒片（丸）、六神丸、感冒清片（胶囊）、治感佳片（胶囊）、新癀片、复方小儿退热栓、抗感灵片
和解剂	逍遥丸
祛暑剂	/
开窍剂	/
泻下剂	/
理气剂	/
祛湿剂	癃闭舒胶囊、茵莲清肝颗粒
止泻剂	/
治风剂	华佗再造丸、大活络丹
祛痰止咳平喘剂	痰咳净、芒果止咳片、消咳喘口服液、咳特灵片（胶囊、颗粒）
消导剂	疳积散
安神剂	舒肝解郁胶囊、活力苏口服液
活血剂	滇白珠糖浆、丹鹿通督片、血塞通注射液、复方丹参注射液、地奥心血康胶囊、脑络通胶囊

续表

分类	药品名称
止血剂	/
补益剂	补肾益脑丸、参附注射液、延寿片、益肾乌发口服液、制首乌颗粒、灵芝益寿胶囊
温里剂	参附注射液
固涩剂	/
蠲痹通络剂	雷公藤片、追风透骨丸、骨仙片、天麻丸、昆明山海棠片、腰痛宁胶囊、尪痹冲剂(片)通络开痹片、复方雪莲胶囊、壮骨关节胶囊(丸)
五官科	鼻炎康片、增生平片
皮肤科	养血生发胶囊、白癜风胶囊、白蚀丸、斑秃丸、消银片、皮肤病血毒片(丸)、复方青黛胶囊(丸)、克银丸、湿毒清胶囊
妇产科	乳癖消片、消核片、金刚藤胶囊、丹莪妇康煎膏
骨伤科	壮骨伸筋胶囊、骨康胶囊、仙灵骨葆胶囊、颈复康冲剂、活血止痛胶囊
外用药	麝香壮骨膏、连柏烧伤膏、肛泰软膏、麝香追风膏、消炎镇痛膏
其他	血脂康胶囊、康莱特注射液、消渴丸、消糖灵胶囊、荷丹片

附件7　可致肾损伤的常用中成药品种

分类	药品名称
解表剂	双黄连粉针剂
清热剂	牛黄解毒片、穿心莲片、清开灵注射液、板蓝根注射液、安宫牛黄丸
和解剂	/
祛暑剂	/
开窍剂	/
泻下剂	三黄片
理气剂	/
祛湿剂	/
止泻剂	/
治风剂	羊痫疯丸
祛痰止咳平喘剂	黑锡丹
消导剂	/
安神剂	磁朱丸、朱砂安神丸、天王补心丹

分类	药品名称
活血剂	脉络宁注射液
止血剂	/
补益剂	参茸卫生丸
温里剂	/
固涩剂	/
蠲痹通络剂	/
五官科	/
皮肤科	/
妇产科	/
骨伤科	壮骨关节丸、中华跌打丸、云南白药
外用药	三品一条枪
其他	猪苓多糖注射液、农吉利注射液

附件8　含西药成分的常用中成药品种

编号	药品名称	含西药成分
1	复方感冒灵胶囊（颗粒、片）	对乙酰氨基酚、马来酸氯苯那敏、咖啡因
2	复方忍冬野菊感冒片	阿司匹林、马来酸氯苯那敏、维生素 C
3	感冒安片	对乙酰氨基酚、马来酸氯苯那敏、咖啡因
4	感冒灵胶囊	马来酸氯苯那敏、咖啡因、对乙酰氨基酚
5	感特灵片（胶囊）	对乙酰氨基酚、马来酸氯苯那敏、盐酸吗啉胍
6	感冒灵胶囊（片）	对乙酰氨基酚、马来酸氯苯那敏、咖啡因
7	感愈胶囊	对乙酰氨基酚、盐酸金刚烷胺
8	蒿蓝感冒颗粒	盐酸伪麻黄碱、对乙酰氨基酚
9	金羚感冒片	阿司匹林、马来酸氯苯那敏、维生素 C
10	精制银翘解毒片	对乙酰氨基酚
11	抗感灵片	对乙酰氨基酚
12	速感宁胶囊	对乙酰氨基酚、马来酸氯苯那敏、维生素 C
13	速克感冒胶囊（片）	阿司匹林、马来酸氯苯那敏、维生素 C
14	维 C 银翘片（颗粒、胶囊、软胶囊）	马来酸氯苯那敏、对乙酰氨基酚、维生素 C
15	银菊清解片	阿司匹林、马来酸氯苯那敏
16	重感灵片（胶囊）	马来酸氯苯那敏、安乃近

编号	药品名称	含西药成分
17	白纸扇感冒颗粒	盐酸麻黄碱
18	东山感冒片	对乙酰氨基酚、马来酸氯苯那敏
19	复方感冒胶囊(片)	对乙酰氨基酚、马来酸氯苯那敏
20	贯防感冒片	对乙酰氨基酚、马来酸氯苯那敏
21	贯黄感冒颗粒	马来酸氯苯那敏
22	金防感冒颗粒	对乙酰氨基酚
23	金感欣片	对乙酰氨基酚、马来酸氯苯那敏、盐酸金刚烷胺
24	菊蓝抗流感片(胶囊、颗粒)	阿司匹林
25	牛黄消炎灵胶囊	盐酸小檗碱
26	扑感片	对乙酰氨基酚、马来酸氯苯那敏
27	强力感冒片	对乙酰氨基酚
28	新复方大青叶片	对乙酰氨基酚、咖啡因、异戊巴比妥、维生素 C
29	治感佳胶囊(片)	对乙酰氨基酚、马来酸氯苯那敏、盐酸马林双胍
30	仔花感冒胶囊(片)	马来酸氯苯那敏、对乙酰氨基酚
31	苍连感冒片	对乙酰氨基酚、氢氧化铝
32	清咳散	盐酸溴己新
33	镇咳糖浆	氯化铵
34	天一止咳糖浆	氯化铵、盐酸麻黄碱
35	良园枇杷叶膏	盐酸麻黄碱
36	安喘片	盐酸克仑特罗、马来酸氯苯那敏
37	安嗽糖浆	氯化铵、盐酸麻黄碱
38	百梅止咳糖浆	氯化铵
39	贝桔止咳糖浆	盐酸麻黄碱、苯甲酸钠
40	肺气肿片	盐酸克仑特罗
41	复方咳喘胶囊	盐酸溴己新
42	复方气管炎胶囊(片)	盐酸异丙嗪、磺胺甲噁唑、甲氧苄啶
43	甘桔止咳糖浆	盐酸麻黄碱
44	化痰消咳片	止咳酮
45	桔贝止咳祛痰片	氯化铵
46	咳喘安口服液	氯化铵
47	咳喘膏	盐酸异丙嗪
48	咳立停糖浆	盐酸麻黄碱

编号	药品名称	含西药成分
49	咳舒糖浆	苯甲酸钠、氯化铵
50	咳痰清糖浆	盐酸麻黄碱、氯化铵
51	咳特灵片(胶囊、颗粒)	马来酸氯苯那敏
52	芦根枇杷叶颗粒	盐酸麻黄碱
53	散痰宁糖浆	氯化铵、盐酸麻黄碱
54	舒肺糖浆	氯化铵、盐酸麻黄碱
55	顺气化痰颗粒(片)	氨茶碱、马来酸氯苯那敏
56	痰咳净片(散)	咖啡因
57	痰咳清片	盐酸麻黄碱、氯化铵
58	消咳宁片	碳酸钙、盐酸麻黄碱
59	消痰咳片	盐酸依普拉酮、甲氧苄啶、磺胺林
60	益肺健脾颗粒	磷酸氢钙、维生素 B_1、葡萄糖酸钙、氧化镁
61	苑叶止咳糖浆	盐酸麻黄碱
62	镇咳宁糖浆	盐酸麻黄碱
63	支气管炎片	盐酸麻黄碱
64	桔远止咳片	盐酸麻黄碱
65	苏菲咳糖浆	氯化铵、盐酸麻黄碱
66	芒果止咳片	马来酸氯苯那敏
67	祛痰平喘片	盐酸麻黄碱
68	舒咳枇杷糖浆	氯化铵
69	远志糖浆	浓氨溶液
70	紫桔止咳糖浆	氯化铵
71	喘舒片	盐酸双氯醇胺
72	喘息灵胶囊	盐酸克仑特罗、马来酸氯苯那敏
73	胆龙止喘片	氨茶碱、盐酸异丙嗪
74	海珠喘息定片	盐酸氯喘、盐酸去氯羟嗪
75	化痰平喘片	盐酸异丙嗪
76	姜胆咳喘片	氨茶碱、氯化铵
77	咳喘清片	盐酸苯海拉明
78	情安喘定片	盐酸双氯醇胺
79	平喘抗炎胶囊	氨茶碱、氯化铵
80	麝香心痛膏	水杨酸甲酯、盐酸苯海拉明

续表

编号	药品名称	含西药成分
81	息喘丸	盐酸麻黄碱
82	止喘灵气雾剂	盐酸克仑特罗
83	止咳宝片	氯化铵
84	止咳祛痰糖浆	盐酸麻黄碱
85	珠贝定喘丸	氨茶碱、盐酸异丙嗪
86	麝香壮骨巴布膏	硫酸软骨素、水杨酸甲酯、盐酸苯海拉明
87	麝香壮骨膏	水杨酸甲酯、硫酸软骨素、盐酸苯海拉明
88	神农镇痛膏	水杨酸甲酯
89	天和追风膏	水杨酸甲酯
90	香药风湿止痛膏	苯海拉明、水杨酸甲酯
91	消炎解痛巴布膏	盐酸苯海拉明、水杨酸甲酯
92	腰息痛胶囊	对乙酰氨基酚
93	祖师麻关节止痛膏	水杨酸甲酯、苯海拉明
94	鼻舒适片	马来酸氯苯那敏
95	鼻炎滴剂（喷雾型）	盐酸麻黄碱
96	鼻炎康片	马来酸氯苯那敏
97	苍鹅鼻炎片	马来酸氯苯那敏、鱼腥草素钠
98	蜂胶牙痛酊	甲硝唑
99	复方鼻炎膏	盐酸麻黄碱、盐酸苯海拉明
100	康乐鼻炎片	马来酸氯苯那敏
101	海呋龙散	呋喃西林
102	烂耳散	氧化锌、磺胺二甲嘧啶、硼酸
103	珍视明滴眼液（四味珍层冰硼滴眼液）	硼酸
104	障翳散	无水硫酸钙
105	儿咳糖浆	氯化铵
106	复方小儿退热栓	对乙酰氨基酚
107	复方鹧鸪菜散	盐酸左旋咪唑
108	临江风药	对乙酰氨基酚
109	龙牡壮骨颗粒	维生素 D_2、葡萄糖酸钙、乳酸钙
110	小儿解热栓	安乃近
111	小儿止咳糖浆	氯化铵
112	婴儿健脾颗粒	碳酸氢钠

编号	药品名称	含西药成分
113	婴儿散胶囊	碳酸氢钠
114	安神补脑液	维生素 B_1
115	复方枣仁胶囊	左旋延胡索乙素
116	参乌健脑胶囊(抗脑衰胶囊)	维生素 E
117	力加寿片	维生素 E
118	脑力宝丸	维生素 E、维生素 B_1
119	脑力静糖浆	维生素 B_1、维生素 B_2、维生素 B_6
120	维尔康胶囊	维生素 A、维生素 E、维生素 C、维生素 B_1
121	妇科十味片	碳酸钙
122	妇炎灵胶囊	苯扎溴铵、硼酸
123	妇炎平胶囊	盐酸小檗碱、硼酸
124	更年灵胶囊	维生素 B_1、维生素 B_6、谷维素
125	更年舒片	谷维素、维生素 B_6
126	坤净栓	呋喃唑酮
127	盆炎清栓	吲哚美辛
128	冰黄软膏	氯霉素
129	肤螨灵软膏	甲硝唑地塞米松
130	克痤隐酮乳膏	甲氧苄啶、维生素 A、维生素 E
131	伤可贴	呋喃西林
132	顽癣净	苯甲酸,水杨酸
133	蜈蚣追风膏	盐酸苯海拉明
134	紫松皮炎膏	醋酸地塞米松
135	肛泰	盐酸小檗碱、盐酸罂粟碱
136	化痔栓	次没食子酸铋
137	消痔灵注射液	枸橼酸钠、亚硫酸氢钠
138	复方五仁醇胶囊	碳酸钙
139	连蒲双清片	盐酸小檗碱
140	强力康颗粒	维生素 E
141	三黄胶囊(片)	盐酸小檗碱
142	万宝油	浓氨溶液
143	新癀片	吲哚美辛
144	雪胆解毒丸	盐酸小檗碱
145	晕宁软膏	氢溴酸东莨菪碱

附件 9　妊娠禁忌中成药品种

分类	药品名称
解表剂	正柴胡饮颗粒、感冒疏风颗粒、都梁滴丸、上清丸、清瘟解毒片、
清热剂	穿心莲片、六神丸、牛黄解毒丸、片仔癀、犀黄丸、败毒膏、消炎解毒丸、利胆排石片、胆石通、结石通、大黄清胃丸、三妙丸、金莲清热颗粒、喜炎平注射液、瓜霜退热灵胶囊、连翘解毒丸、六神胶囊、牛黄醒消丸、升血小板胶囊、地榆槐角丸、痔疮胶囊、痔康片
和解剂	荆花胃康胶丸
祛暑剂	十滴水、紫金散
开窍剂	冠心苏合丸、苏冰滴丸、安宫牛黄丸、行军散、万氏牛黄清心丸、紫雪、醒脑静注射液、珍黄安宫片、苏合香丸、十香返生丸
泻下剂	十枣丸、舟车丸、麻仁丸、润肠丸、三黄片、牛黄清火丸、牛黄清胃丸、大黄通便颗粒、通便宁片、当归龙荟丸、牛黄至宝丸、清宁丸、麻仁润肠丸、便通片、麻仁滋脾丸、通便灵胶囊、降脂通便胶囊、肾康注射液
理气剂	木香顺气丸、十香止痛丸、气滞胃痛冲剂、开胸顺气丸、九气拈痛丸、柴胡舒肝丸、厚朴排气合剂、胃苏颗粒、健胃消炎颗粒、舒肝健胃丸、开胸顺气丸
祛湿剂	胃痛宁片、黄葵胶囊、乙肝健片、八宝丹胶囊、大黄利胆胶囊、肝泰舒胶囊、金黄利胆胶囊、舒胆片、茵芪肝复颗粒、胆康胶囊、胆石通胶囊、利胆排石颗粒、前列倍喜胶囊、清热通淋片、银花泌炎灵片、肾石通颗粒
止泻剂	六味香连胶囊、香连化滞丸、泻停胶囊、涩肠止泻散、补脾益肠丸
治风剂	大小活络丸、天麻丸、华佗再造丸、人参再造丸、川芎茶调丸、抗栓再造丸、通天口服液、脑立清胶囊、平眩胶囊、石龙清血颗粒、天智颗粒、天舒胶囊、丹珍头痛胶囊、清脑降压胶囊、天菊脑安胶囊、痫愈胶囊、醒脑再造胶囊、癫痫平片、化风丹、大活络丸、再造丸
祛痰止咳平喘剂	鱼腥草注射液、礞石滚痰丸、克咳胶囊、苏黄止咳胶囊、枇杷止咳颗粒、强力枇杷露、止嗽化痰颗粒、痰咳净散、止咳丸
消导剂	槟榔四消丸、清胃和中丸、九制大黄丸、香砂养胃丸、大山楂丸、山楂化滞丸、沉香化滞丸、木香槟榔丸、四磨汤口服液
安神剂	芪冬颐心颗粒、补脑安神胶囊、百乐眠胶囊
活血剂	活血解毒丸、丹红注射液、扶正化瘀胶囊、丹鹿通督片、红花注射液、脉平片、脉血康胶囊、疏血通注射液、豨红通络口服液、消栓通络片、脑血康片、血府逐瘀丸、冠脉宁片、冠心舒通胶囊、心脑宁胶囊、冠心苏合丸、心脉通片、丹灯通脑胶囊、九味肝泰胶囊、荜铃胃痛颗粒、胃力康颗粒、心通颗粒、通心络胶囊、血栓心脉宁胶囊、脉络通胶囊、脑心通胶囊、益心丸、脉络宁注射液、脉络宁口服液、培元通脑胶囊、麝香保心丸、麝香通心滴丸、豨莶通栓胶囊、脑栓通胶囊、滇白珠糖浆、华佗再造丸、人参再造丸、逐瘀通脉胶囊、鳖甲煎丸、复方鳖甲软肝片、消瘀康胶囊

分类	药品名称
止血剂	三七片、致康胶囊、云南白药胶囊、痔血丸
补益剂	六君子丸、人参健脾丸、金匮肾气丸、左归丸、眩晕宁片
温里剂	理中片、复方胃痛胶囊、桂附理中丸、温胃舒颗粒
固涩剂	／
蠲痹通络剂	虎骨追风酒、活络丸、祛风止痛片、散风活络丸、小活络丸、追风透骨丸、风湿骨痛丸、附桂骨痛胶囊、复方雪莲胶囊、寒湿痹片、木瓜片、万通筋骨片、关节克痹丸、黑骨藤追风活络胶囊、疏风定痛丸、风湿液、腰痛宁胶囊、骨刺丸、湿热痹胶囊、雷公藤多苷片、通络开痹片、风湿祛痛胶囊、风湿马钱片、金骨莲胶囊、正清风痛宁片、瘀血痹片、痹祺胶囊、骨刺宁胶囊、颈复康颗粒、颈痛颗粒、金乌骨通胶囊、独活寄生合剂、天麻壮骨丸、通痹胶囊、益肾蠲痹丸
五官科	梅花点舌片、明目上清片、丹红化瘀口服液
皮肤科	当归苦参丸、湿毒清片、白灵片、肤痒颗粒、乌蛇止痒丸
妇产科	妇科调经片、女金片、妇科十味片、七制香附丸、得生胶囊、复方益母胶囊、大黄䗪虫胶囊、妇女痛经颗粒、益母草膏、丹莪妇康煎膏、丹黄祛瘀片、坤复康片、散结镇痛胶囊、舒尔经颗粒、少府逐瘀颗粒、艾附暖宫丸、宫血宁胶囊、止痛化癥胶囊、妇炎舒片、妇炎消胶囊、花红颗粒、金鸡片、康妇炎胶囊、抗宫炎颗粒、盆炎净胶囊、安宫止血丸、茜芷片、宫瘤宁胶囊、乳康片、乳块消颗粒、乳癖散结颗粒、消乳散结胶囊、岩鹿乳康胶囊、宫瘤清片、宫瘤消胶囊
骨伤科	三七伤药片、跌打丸、跌打七厘片、七厘胶囊、复方伤痛胶囊、红药片、龙血竭胶囊、沈阳红药胶囊、愈伤灵胶囊、活血止痛胶囊、劲舒颗粒、舒筋活血胶囊、痛舒片、腰痹通胶囊、养血荣筋丸、壮骨伸筋胶囊、壮腰健肾片、复方杜仲健骨颗粒、接骨七厘散、伤科接骨片、骨折挫伤胶囊、骨愈灵胶囊、云南白药、九分散
外用药	小败毒膏、痔疮栓、肛安栓、肛泰软膏、消痔栓、连柏烧伤膏、宫颈炎康栓、妇炎平阴道泡腾片、复方土槿皮酊、桂林西瓜霜、开喉剑喷雾剂、复方牙痛酊、麝香追风膏、麝香海马追风膏、天和追风膏、代温灸膏、神农镇痛膏、消肿止痛酊、肿痛气雾剂、狗皮膏(改进型)、跌打万花油、复方南星止痛膏、骨痛灵酊、展筋活血散、正骨水、活血止痛膏、伤湿祛痛膏、去腐生肌散、疮疡膏、败毒膏、百灵膏、消核膏
其他	西黄丸、平消片、艾迪注射液、安替可胶囊、慈丹胶囊、肝复乐胶囊、金龙胶囊、康莱特软胶囊、康莱特注射液、消癌平胶囊、紫龙金片、康力欣胶囊、消渴康颗粒、消渴丸、玉泉颗粒、芪蛭降糖胶囊、脂必泰胶囊、丹香清脂颗粒、荷丹片、降脂通脉胶囊、壳脂胶囊、脂康颗粒、脉络舒通颗粒、内消瘰疬丸、五海瘿瘤丸、小金丸、囊虫丸、驱虫片、化虫丸、虎杖片

第四部分　参考依据

1. 《中华人民共和国药典》(2015 年版一部)
2. 《中华人民共和国药典临床用药须知》(中药成方制剂卷·2010 年版)
3. 《处方管理办法》(部长令 53 号)
4. 《国家基本药物临床应用指南(中成药)2012 年版》
5. 《医疗机构药事管理规定》(卫医政发〔2011〕11 号)
6. 《医院处方点评管理规范(试行)》(卫医管发〔2010〕28 号)
7. 《中药处方格式及书写规范》(国中医药医政发〔2010〕57 号)
8. 《中成药临床应用指导原则》(国中医药医政发〔2010〕30 号)
9. 《中药注射剂临床使用基本原则》(卫医政发〔2008〕71 号)
10. 国家中医药管理局卫生部关于印发《医院中药饮片管理规范》的通知(国中医药医政发〔2007〕11 号)
11. 《国家中医药管理局关于进一步加强中药饮片质量管理强化合理使用的通知》(国中医药办医政发〔2015〕29 号)
12. 国家中医药管理局关于印发《全国医疗机构中药饮片管理专项检查方案》的通知(国中医药办医政发〔2016〕23 号)
13. 河南省卫生和计划生育委员会河南省中医管理局关于印发《河南省中药饮片处方用名目录(2016 年版)》的通知(豫中医〔2016〕16 号)
14. 《河南省中药饮片炮制规范》(河南人民出版社 2005 年版)
15. 《中药学》(中国中医药出版社 2007 年版)
16. 《中医儿科学》(中国中医药出版社 2007 年版)
17. 《中药注射剂临床应用指南》(人民卫生出版社 2011 年版)
18. 《实用临床中药学》(中成药部分)(人民卫生出版社 2012 年版)
19. 《实用临床中药学》(中药饮片部分)(人民卫生出版社 2012 年版)
20. 《中成药学》(中国中医药出版社 2009 年版)
21. 《中医基础理论》(中国中医药出版社 2007 年版)
22. 《中医内科学》(中国中医药出版社 2007 年版)
23. 《含西药成分中成药的合理使用》(中国中医药出版社 2014 年版)
24. 《中成药临床合理使用》(中医古籍出版社 2011 年版)
25. 中国中药协会, ZGZYXH/T 37-2015 中药机器煎药规范[S], 北京:中国中医药出版社, 2015.
26. 巩洋阳.中药饮片处方记录规范研究研究[D], 郑州:河南中医药大学, 2016.
27. 刘丽花.单味中药饮片剂量的特点和规律[D], 郑州:河南中医药大学, 2017.
28. 冯菲.中成药辨病用药可行性研究[D], 郑州:河南中医药大学, 2016.

附录 4　参考相关法律法规目录

1. 《中成药临床应用指导原则》(国中医药医政发〔2010〕30 号)

2. 《中医药继续教育规定》(国中医药发〔2006〕63 号)

3. 《中药处方格式及书写规范》(国中医药医政发〔2010〕57 号)

4. 《关于进一步加强中药注射剂生产和临床使用管理的通知》(卫医政发〔2008〕71 号)

5. 《全国医疗机构中药饮片管理专项检查方案》(国中医药办医政发〔2016〕23 号)

6. 《国家中医药管理局关于中药饮片处方用名和调剂给付有关问题的通知》(国中医药发〔2009〕7 号)

7. 《国家食品药品监督管理总局关于加强中药饮片监督管理的通知》(国食药监安〔2011〕25 号)

8. 《关于加强医疗机构中药制剂管理意见的通知》(国中医药医政发〔2010〕39 号)

9. 《关于加强药事管理转变药学服务模式的通知》(国卫办医发〔2017〕26 号)。

10. 《国家中医药管理局办公室关于进一步加强中药饮片管理保证用药安全的通知》(国中医药办医政发〔2012〕22 号)

11. 《国家中医药管理局关于进一步加强中药饮片处方质量管理强化合理使用的通知》(国中医药医政发〔2015〕29 号)

12. 《抗菌药物临床应用管理办法》(卫生部令第 84 号)

13. 《医疗用毒性药品管理办法》(国务院令第 23 号)

14. 《医疗机构中药煎药室管理规范》(国中医药发〔2009〕3 号)

15. 《医疗机构制剂注册管理办法(试行)》(局令第 20 号)

16. 《医疗机构制剂配制监督管理办法(试行)》(局令第 18 号)

17. 《医疗机构药事管理规定》(卫医政发〔2011〕11 号)

18. 《医疗机构药品监督管理办法(试行)》(国食药监安〔2011〕442 号)

19. 《医院中药饮片管理规范》(国中医药发〔2007〕11 号)

20. 《医院中药房基本标准》(国中医药发〔2009〕4 号)

21. 《静脉用药集中调配质量管理规范》(卫办医政发〔2010〕62 号)

22. 《中华人民共和国药品管理法》(2015 年修订)

23. 《中华人民共和国药品管理法实施条例》(2016 年修订)

24.《药品经营质量管理规范》(国家食品药品监督管理总局令〔2015〕13号)

25.《优良药房工作规范》(2005年版)

26.《我国高警示药品推荐目录》(2015年版)

27.《处方管理办法》(部长令53号)

28.《麻醉药品和精神药品管理条例》(中华人民共和国国务院令第442号)

29.《医疗机构麻醉药品、第一类精神药品管理规定》(卫医发〔2005〕438号)

30.《卫生部办公厅关于做好麻醉药品、第一类精神药品使用培训和考核工作的通知》(卫办医发〔2005〕237号)

31.《放射性药品管理办法》(中华人民共和国国务院令第25号)

32.《易制毒化学品管理条例》(中华人民共和国国务院令第445号)

33.《急诊科建设与管理指南(试行)》(卫生部卫医政发〔2009〕50号)

34.《电子病历基本规范(试行)》(卫医政发〔2010〕24号)

35.《医院处方点评管理规范(试行)》(卫医管发〔2010〕28号)

36.《关于进一步加强抗菌药物临床应用管理工作的通知》(国卫办医发〔2015〕42号)

37.《药品不良反应报告和监测管理办法》(卫生部令第81号)

38.《中华人民共和国突发事件应对法》(中华人民共和国主席令第六十九号)

39.《国家突发公共事件总体应急预案》(2006年国务院)

40.《抗菌药物临床应用指导原则》(国卫办医发〔2015〕43号)